志愿服务丛书
VOLUNTEER SERVICE SERIES

养老照护志愿服务

YANGLAO ZHAOHU ZHIYUAN FUWU

主编 ◎ 李现文　管园园

南京出版传媒集团
南京出版社

图书在版编目（CIP）数据

养老照护志愿服务 / 李现文，管园园主编 . -- 南京：
南京出版社，2020.11

ISBN 978-7-5533-3013-6

Ⅰ . ①养… Ⅱ . ①李… ②管… Ⅲ . ①老年人－护理
－志愿－社会服务 Ⅳ . ① R473.59 ② D669.6

中国版本图书馆 CIP 数据核字（2020）第 165184 号

丛 书 名 志愿服务丛书
书 名 养老照护志愿服务
主 编 李现文 管园园
出版发行 南京出版传媒集团
南 京 出 版 社
社址：南京市太平门街53号 邮编：210016
网址：http://www.njcbs.cn 电子信箱：njcbs1988@163.com
联系电话：025-83283893、83283864（营销） 025-83112257（编务）

出 版 人 项晓宁
出 品 人 卢海鸣
责任编辑 汪 枫
装帧设计 王 俊
责任印制 杨福彬

排 版 南京新华丰制版有限公司
印 刷 江苏扬中印刷有限公司
开 本 787毫米×1092毫米 1/16
印 张 13.5
字 数 200千
版 次 2020年11月第1版
印 次 2020年11月第1次印刷
书 号 ISBN 978-7-5533-3013-6
定 价 30.00元

南京出版社
图书专营店

丛书编委会

主　　　任　　司　勇

副　主　任　　张迎春　潘文卿　周　亮

委　　　员　　汤江林　施静芝　杨文燮　陈爱华

　　　　　　　张　曙

丛书主编　　周　亮

分册主编　　李现文　管园园

统　　　筹　　张　龙　王　欢　叶　菁

总　序

※

习近平总书记指出："志愿服务是社会文明进步的重要标志。党的十八大以来，广大志愿者、志愿服务组织、志愿服务工作者积极响应党和人民号召，弘扬和践行社会主义核心价值观，走进社区、走进乡村、走进基层，为他人送温暖、为社会作贡献，充分彰显了理想信念、爱心善意、责任担当，成为人民有信仰、国家有力量、民族有希望的生动体现。"

作为中国志愿服务事业的重要组成部分，青年志愿服务事业是党领导的共青团在新的历史条件下创新工作领域、服务社会需求的一大创举，极大地鼓励了亿万青年投身志愿服务的行列。为了进一步推动青年志愿服务事业的发展，弘扬志愿精神，宣传志愿文化，规范志愿服务组织和队伍的建设，共青团江苏省委根据共青团中央《中国青年志愿者行动发展规划（2014—2018）》和《关于加强青年志愿服务培训工作的方案》的有关要求，依托江苏省志愿者协会高校志愿服务专业委员会，结合志愿服务的工作实践，策划、编写了这套志愿服务丛书。

作为国内首套全方位、多领域、成体系指导志愿服务工作的丛书，其具有以下三个特点：

第一，权威性。本丛书自策划之始，严格按照共青团中央《中国青年志愿者行动发展规划（2014—2018）》和《关于加强青年志愿服务培训工作的方案》相关要求，结合纷繁复杂的具体情况，进行理论升华，构建了一个既有严密理论基础，又有广泛实践支撑的编写体例，保证了丛书的科学性和权威性。

第二，系统性。本丛书的编写过程是对青年志愿服务工作有关的内容加以系统化、规范化的创新工程。相比之前其他地区或部门总结的相关经验，本丛书无论是实践工作的横向跨度，还是理论支撑的纵深度，均体现出由点及线，再由线到面的系统性和专业性。

第三，实用性。本丛书包括通识类和分领域两个系列。其中分领域志愿服务涉及扶贫、环保、助残、关爱农民工子女等热点领域。如何让更多的青年志愿者在相对有限的时间内了解并掌握服务宗旨、服务内容、服务技能等知识，对于志愿服务项目的成功与否具有决定性的影响。本丛书的编写者均为具有丰富志愿服务活动组织、协调、推广经验的高校教师，了解组织志愿服务活动的关键"穴位"，更具有举一反三、提纲挈领的总结归纳能力。因此，本丛书极具实用性，可以作为青年志愿者参与各类志愿服务活动的实践指南。

希望本丛书的编写、出版，能够进一步加强教育引导，强化广大青年志愿者的志愿服务意识，提升专业领域志愿服务水平，为今后青年志愿服务事业的蓬勃发展奠定良好的基础。希望青年志愿者努力践行社会主义核心价值观，以实际行动书写新时代的雷锋故事，以青春梦想、用实际行动为实现中国梦做出新的贡献。

前　言

※

　　2019 年末，我国 65 周岁以上老年人口已超过 1.76 亿，占比达到总人口的 12.6%，老龄化形势极度严峻，社会养老问题日益凸显。"十三五"健康老龄化规划中，优化老年健康服务、加强老年健康教育被列为重点任务。当前，我国养老照护人员专业水平较低且数量缺乏，老年健康服务供给严重不足，而政府领导和扶持下的民间组织、志愿团体等非正式照护资源参与养老服务，可推动老年照护服务供给侧变革，整合社会资源，共同推进老年健康促进与教育工作。然而现有社区志愿服务内容较为单一、服务水平较低，尚不能满足养老主体的刚性需求。志愿团体开展的活动，多集中在较为简单的项目上，有必要在专业化程度上进行拓展。

　　社会志愿团体参与养老照护并非时至今日才出现的志愿服务形式，但在养老照护人员缺口较大和我国积极应对老龄化良好机遇的背景下，针对一般老年人及中年人面临的养老照护问题受关注较少、非全职的养老照护人员受重视不足等问题，专业化社会志愿团体成为补充养老照护人力资源的重要力量。本书积极响应习近平总书记在中共中央政治局集体学习中，就我国人口老龄化的形势和对策问题所提出的"社会参与"要求，积极探索了养老照护志愿服务团队建设、养老照护实践等问题。第一章介绍了老龄化和养老的基本概念，以及养老照护志愿服务的发展；第二章至第四章，则分别对养老照护志愿服务的志愿者招募与教育、养老照护志愿服务项目管理、团队管理等进行了介绍；第五章至第九章则分别对养老照护志愿服务实践中的日常生活照护、安全防护及应急照护、心理健康照护、康乐活动照护，以及养老照护志愿者风险管理等主题进行了介绍。

本书各章以导引案例作为开头，并在各章末对导引案例给出具体的分析，从而以案例形式启发读者思考。此外，本书各章分别给出了工具包、实例分享等内容，这也是本书的一大特色。其中，工具包可以供养老照护志愿服务团队参考使用，实例分享则是通过具体的实践案例，为读者展现养老照护志愿服务实践中的具体情境。

本书在编写过程中得到了南京医科大学护理学院、共青团江苏省委社会联络部（志工部）、江苏省红十字会、江苏省老年医学学会、江苏省老年学学会等领导和专家的关心和支持，在此一并表示感谢！由于编者水平有限，疏漏错误之处在所难免，恳请读者赐教指正。

本书的出版受江苏高校优势学科建设工程三期项目资助。

本书编写组

目录

第三章　养老照护志愿服务项目管理

※

第四章　养老照护志愿服务团队管理

※

第五章　养老照护志愿服务——日常生活照护

※

第九章　养老照护志愿者风险管理

※

第一章

养老照护志愿服务概述

　　志愿服务作为政府服务、市场服务相衔接的社会服务的重要环节，是国家加强对公民的道德教育和维护社会稳定的有效形式，并日益成为公民参与社会的重要途径。这是整个社会发展进步到一定程度而出现的产物。面对养老服务的巨大需求，将传统志愿服务扩大到社会养老服务领域，将服务内容在养老需求中进行深化和细化，将志愿服务和养老服务结合，探索政府管理与全民参与的社会协同养老模式，可为全面性、高效率、宽范围地补充养老需求提供新途径。

刘爷爷，78岁，儿女不在身边，老伴也已去世，无人照顾相伴，因此他的女儿将他送入养老机构。有志愿者定期前来开展志愿服务活动，同时亦有志愿者通过手机在其他时间与老年人进行联系，给予其健康生活方式的指导。

请问：

1.刘爷爷现在的生活，属于哪一种养老模式？

2.该养老机构中的老年人所接受的志愿服务属于哪一种？

第一节　养老与养老方式

※

随着医学事业的蓬勃发展，社会人口寿命不断延长，老年人口在社会人口中的比例越来越高。人口老龄化是全球面临的一项巨大挑战。我国政府高度重视人口老龄化问题，积极发展老龄事业，初步形成了政府主导、社会参与、全民关怀的发展老龄事业的工作格局。[1]在人口老龄化的背景

---

[1] 张建，范利 . 老年医学 [M]. 北京：人民卫生出版社,2014:4-8.

下，居家养老尚未形成较完善的专业化体系，而机构养老资源不足，社会化养老服务是应对人口老龄化的有效弥补路径之一，是养老服务体系建设的发展方向，在社会化养老中扮演着重要角色。

一、老年人及老龄化

21世纪是人口老龄化的时代。目前，世界上所有发达国家都已经进入老龄社会，许多发展中国家正在或即将进入老龄化社会。1999年，我国也进入了老龄化社会，是较早进入老龄化社会的发展中国家之一。我国的人口老龄化关系到全球人口老龄化的进程，备受世界关注。

（一）老年的定义

WHO对老年的定义是：老年意味着这样一个生命阶段，与前一阶段相比身心功能的损害日益明显。联合国在1956年曾将65岁作为老年人的划分标准，与许多国家的退休年龄一致，但由于发展中国家人口年龄结构较为年轻，所以在对发展中国家人口进行研究时，将60岁作为老年人的起始年龄。1980年，联合国把老年人的下限定义为60岁。在我国，中华医学会20世纪80年代确定的老年标准为60岁。因此，在文献中，老年的定义有两个，即超过60岁或65岁。[①]

（二）老龄化的定义

通常把社会老年人口的比例升高称为人口老龄化。反映老龄化最常用的指标是老年人口系数（coefficient of aged population），即社会中≥60岁或≥65岁的人口占总人口的百分比。若≥60岁的人口达10%或≥65岁的人口达7%，则为老龄化。老龄化指数亦可反映人口老龄化程度。老龄化指数为≥65岁人口与<15岁人口的百分比，≥30%为老龄化。

老年人进行年龄的划分，一般是根据四个角度。一指"年代学年龄"，即自出生日起，按照时间的长度，一般以年为单位进行自然累加计算，这种年龄评定是以生物学规律为基本要素进行评定。二指"生物学年龄"，即根据个体在其生命周期中所达到的生理阶段，生理年龄的个体性

---

① 王烨. 老年人吸入性肺炎 [J]. 医学新知杂志 .2011,21(6):401–403.

差异较明显。这种年龄评定是来自生物医学。三指"社会学年龄",即根据个体在社会中所处的位置和所扮演的角色所判定的社会年龄。这种年龄的评定是根据社会角色的转换进行评定。四指"心理学年龄",即根据个体的主观感受和心理认同以及其面世的态度,这种年龄与年代学年龄有较大的出入。

根据上述评价标准因素的不同,其所得的个体结果也具有差异,但是从群体分析中看,几种年龄划分的依据也具有一定的关联性。根据普遍性认同而言,年代学年龄的增长和生物学年龄、社会学年龄、心理学年龄的变化相对应。所以,按照国际惯例,一般按照年代学年龄为标准进行划分,即该国家或地区60岁以上的人口是否已经达到总人口的10%及以上,或者65岁以上的人口是否已经达到总人口的7%及以上。

(三)我国老龄化现状及其特点

我国1999年全面进入老龄化社会。由于我国人口基数大,目前是世界上老年人口最多的国家,占全球老年人口总量的五分之一。《中国人口老龄化发展趋势预测研究报告》指出,与其他国家相比,中国人口老龄化具有以下主要特征:

1. 老年人口绝对数大

截至2019年底,我国60岁及以上老年人口数为25388万人,占总人口的18.1%,65岁及以上老年人口数达到17603万,预计2026年将达到3亿,2037年将超过4亿,2051年将达到最大值,之后一直维持在3亿至4亿的规模。

2. 人口老龄化速度快

65岁以上老年人占总人口的比例从7%提升到14%,发达国家大多用了45年以上的时间,其中,法国130年,瑞典85年,澳大利亚和美国79年左右。中国只用27年就将完成该历程,并且在今后很长时期都保持着很高的递增速度,属于老龄化速度增长最快国家之列。

3. 高龄人口增长速度快

我国人口老龄化过程中最严峻的挑战是高龄化趋势不断加剧。我国80岁以上的老人每年以5.4%的速度增长,到2050年左右,将达到1亿人。

4. 地区发展不平衡

我国人口众多,各地区的经济社会发展水平差异较大。与此同时,人口老龄化发展形势也表现出明显的区域不平衡性。从地区分布来看，东部和中部地区的人口老龄化形势相对严峻，西部地区的人口压力相对较小。从时间走势来看，东部地区人口老龄化正逐渐向中部和西部地区转移。[①]

5. 城乡倒置显著

目前，我国农村的老龄化水平较城市老龄化水平高1.24%，这种城乡倒置的状况将一直持续到2040年。到21世纪后半叶，城镇的老龄化水平才将超过农村，并逐渐拉开差距。这是我国人口老龄化不同于发达国家的重要特征之一。

6. 女性老年人口数量多于男性

目前，老年人口中女性比男性多出464万人，2049年将达到峰值，多出2645万人。21世纪下半叶，多出的女性老年人口基本稳定在1200万至1900万人。多出的女性老年人口中50%～70%都是80岁以上年龄段的高龄女性人口。

二、养老方式

我国老年人目前采用的主要养老方式有三种，居家养老、机构养老、社区养老这三种养老方式在不同情况下有互补作用。另外，有以房养老、乡村养老、旅游养老、钟点托老、货币化养老等多种形式的新型养老方式。

未富先老是我国的基本国情写照，社会化养老服务发展起步较晚。人口众多、基数较大、资源匮乏的基本国情决定了中国不可能采取北欧等高福利国家的养老方式。所以，全面放开养老服务市场、统筹养老事业和养老产业、深化养老志愿服务的发展是我国社会的必然选择。

（一）居家养老

居家养老是老年人与家庭成员一同居住在家中，仰赖家庭成员照料的传统养老方式。在我国，现阶段居家养老依然是最主要的养老方式。这种养老方式倾向于亲情的维系，是我国大多数老年人普遍接受的养老方式。

---

① 方琪，周世虹.我国人口老龄化问题及其对策分析[J].锦州医科大学学报（社会科学版），2017,15(4):31-34.

（二）机构养老

机构养老是老年人通过定期缴纳一定的费用，居住在敬老院、护理院等机构，获得专业人员的生活照料、身体护理和精神安抚等全方位服务的养老方式。但该养老模式在现阶段存在一定弊端，机构养老服务模式单一，无法根据老年人的实际需求提供精准性服务，发展不成熟。

（三）社区养老

社区养老是在现代家庭结构变迁，以及机构养老弊端日益显著的情况下产生的养老方式。这种养老方式汇合居家养老和机构养老两种养老方式，将政府主导、社会参与及全民关怀融入其中，满足老年人居住在家，得到家人关照需求的同时由社区养老机构和人士提供上门服务的一种养老方式。

将居家养老与社区养老结合起来，这是解决我国老龄化问题的现实又可行的模式。实行社区与家庭分段式养老共同发展。家人主要给予老年人精神上的慰藉，社区更多为老年人提供专业的护理和生活照料，弥补家人因照护专业性不强而导致的缺陷和不足。

（四）其他

其他的养老模式，如以房养老，即老年人将自己的房产抵押或出租，从而定期获取一定数额的养老金或接受老年公寓服务的一种养老方式。在我国的基本国情下，传统的"养儿防老"的观念根深蒂固，老年人往往都是将自己的财产、房产等留给子女，以期望儿女能够赡养自己，也不会想到去利用自己的房产抵押去进行养老。因此这种养老方式可能更适合于孤寡老人。此外，还有农村社会互助养老、乡村养老、钟点托老、货币化养老、合居养老（结伴养老）等多种新型养老模式。

实例分享1-1

某养老机构"以房养老"实施方案

一、老年人条件限制

1.年龄为60岁以上；

2.孤残老年人；

3.其名下至少拥有一套大于60平方米的xx市（为本机构所在市级区）的市区房屋；

4.老年人自愿将自己的房产进行抵押；

5.老年人同意经过公证处公证，房屋的使用权就归xx机构所支配，老年公寓则将老年人的抵押房产进行出租，收取的租金是维持老年人基本开销和老年人可支配资金的来源；

6.老年人同意不论自身健康程度如何，均需搬出原居住所，入住本机构。

二、老年人所享受机构的待遇

1.享受老年公寓应有的服务和照顾，包括生活照料服务、康复保健服务、文体娱乐服务、精神慰藉服务、安全援助服务等本机构实际拥有的照顾服务；

2.老年人在本机构居住期间产生的医疗、食宿等基本费用均由机构负担；

3.若老年人在生存期限内，其房产租金未使用完，将按遗嘱或法定继承原则进行遗产处理，若无法定继承人，则由本机构透明化处理，用于机构的可持续发展，并由监管机构进行监督。若老年人在生存期限内早已将租金用完，超过的时间老年人无须支付房租的，可继续居住直到去世。

第二节　养老照护志愿服务

※

一、养老照护志愿服务的发展

　　我国各地区在志愿服务参与社会服务方面进行了较多实践，随着志愿服务经验的积累及志愿服务体系的逐步完善，政府也逐渐重视志愿服务在提供社会养老、助老服务中的作用。结合志愿服务和养老服务的特点建立社会养老志愿服务体系，逐渐形成了具有特色的模式——养老机构或社区志愿服务模式，即依托社区和养老机构整合资源，志愿者为老人提供生活照料、紧急救援等长期的、无偿的志愿服务。养老照护志愿服务的发展有一定的组织演化过程。

（一）初始阶段：以政府为主导，开启志愿服务新历程

　　20世纪90年代青年志愿服务运动的发起，意味着青少年学生的志愿服务逐渐兴起，志愿服务的重要作用也引起了社会各领域的关注，虽然我国志愿服务起步较晚，但发展速度和进程较快。1993年12月，共青团中央、铁道部在全国范围内动员了第一批青年志愿者，在京广铁路沿线开展了"为旅客送温暖"活动，这标志着我国志愿服务活动的正式开启。伴随着我国老龄化进程的加快，志愿服务活动逐步开始深入养老照护领域。由于在初期阶段，服务资源有限，服务讯息不畅通，服务范围较窄，相关的养

老照护活动多由政府倡导并推动，但这种情况易造成政府负担过重，志愿服务机构缺乏灵活性，养老照护志愿服务受到一定阻碍。

（二）发展阶段：注入社会力量，开拓养老照护志愿服务范围

在初步探索的基础上，努力开拓社会力量，迸发社会活力，从2000年开始，共青团中央将3月5日确定为"中国青年志愿者服务日"，并逐步扩展志愿服务范围，使其更加制度化和常态化。在政府主导志愿服务领域的单一基础中，随着社会的变化，老年照护志愿服务也同其他公共管理内容一样，从单一性的政府主导向社会自主管理方向发展。养老照护服务的社会化性质，在社会自主组织的状态下能够保证组织成员较高的参与度，广泛吸收具有服务能力的志愿者，从而弥补政府主导项目的弊端。21世纪初期，社会力量的注入，使得社会自治管理服务同政府主导服务项目相融合，进一步促进养老照护服务的灵活性和高效性。

（三）深化阶段：坚持全面发展，从局部改革到系统化全面化融合

党的十八大、十八届三中全会都明确提出支持和发展志愿服务；习近平总书记也强调，推进国家治理体系和治理能力现代化，要大力培育和弘扬社会主义核心价值体系和核心价值观；中央精神文明建设指导委员会制定印发了《关于推进志愿服务制度化的意见》，指明了志愿服务经常化、制度化的建设方向和基本依据[①]。一系列政策为开展志愿服务活动提供了广阔空间。在我国当前的养老保障体系中，面对日益加剧的老龄化社会，政府也在逐步深化建立养老志愿服务体系，明确政府、社会、机构等主体的地位与作用，促进养老志愿服务从自发到自觉、从分散到成规模有组织的发展，逐步提高养老志愿服务的规范性和专业性。

二、养老照护志愿服务的前景

我国步入老龄化社会，在这种背景下，养老问题日趋严峻，传统的居家养老模式不能满足如今的发展，社区养老仍在完善之中，因此养老志愿服务应运而生，有广大的前景。

---

① 韩琳. 养老志愿服务发展组织化进程 [J]. 中国老年学杂志,2017,37(4):1025-1027.

（一）互助型养老和公共服务型养老相结合

随着老龄化的进展和社会发展的需要，在构建社区养老服务体系的过程中，很多地区探索开展互助型养老，部分地区较为多见的互助型养老是"时间银行"互助模式，这一模式有助于鼓励青年志愿者和低龄老年人作为志愿者照料高龄和生活自理困难的老年人，服务时间被记录存入时间银行，日后可以享受同等时间的服务，这有利于激发志愿者的积极性，也有利于提高养老志愿服务的灵活性，促进单项服务转化成双向服务。我国素来有邻里相伴、守望相助的传统，而社区是居民生活的主要区域，志愿服务介入社区公共服务有利于扩展社区互助组织，促进并完善公共型志愿服务体系的建立。

（二）长期服务形式与短期服务形式相结合

老年照护服务最重要的特点就是与日常生活相一致的长期性和日常性工作，一般以服务对象的需求建立对接关系，开展长期服务，具备延续性和稳定性优势。但是伴随老年人需求的变化和逐渐显现出的特殊性需求，丰富多彩的短期服务项目，则体现了养老照护志愿服务的灵活性。将长期服务形式与短期服务形式相结合，可以根据长期服务的基础结合针对暂时性的特殊需求或配合政府决策，充分发挥志愿者的能动性，开展更符合社区老年人期望的志愿活动。

（三）线下服务和线上服务相融合

21世纪已经步入互联网时代，我们的生活在多方面被互联网化，将互联网通讯应用于养老志愿服务未来可期。目前志愿服务活动从简单的报名系统，到志愿人员的网络筛选，都要通过网络进行办理。同时在互联网时代，将各地区的养老照护理念、成果分享，以及专业化培训课程都可以借助互联网进行，为广大志愿者提供了一定的便捷。但是养老照护志愿服务最终还是回归到实际生活中，很多时候志愿者可以根据在互联网中所获得的成果，将所学习的内容在实际中进行应用。线下服务和线上服务相融合是新时代的需求，可以使志愿服务更加适合于老年人，让志愿服务惠及更多老年人。

☞ *实例分享 1-2*

某高校养老照护志愿服务团队线下线上服务过程

一、活动流程的线下线上化管理

1.活动确立：团队负责人与相关养老机构进行线上线下沟通，确定长期或单次活动时间、内容等相关信息。

2.设定活动通知：活动组织同学根据志愿服务具体内容，撰写活动通知，包括活动时间、活动地点、活动内容、志愿者人数及要求等各项内容。

3.志愿者招募：志愿者主要来源于团队成员及非本团队成员的其他学生，以线上社交媒体（如手机QQ群）形式，在团队工作群及各班群里发放志愿活动通知招募志愿者并根据要求进行筛选。

4.PU系统报名，信息化管理数据：利用PU（口袋校园）软件让已通过QQ群报名成功的同学于该软件进行报名，从而实现后期一系列志愿者或志愿活动的线上管理，包括志愿者签到签退、志愿时长发放、志愿活动完结、志愿者时长统计等一系列工作。

二、活动内容的线下线上化形式

该团队除活动流程的线下线上实施外，亦在活动内容上拓展线下线上化形式。针对帮扶结对老人，开展与老人的线下娱乐活动，于线上亦保持与老年人的联系，以进一步掌握老年人的相关动态。

三、志愿服务相关法律关系

（一）志愿者与志愿服务组织之间的法律关系

志愿者组织是社会团体依《社会团体登记管理条例》依法登记成立。一般通过招募的方式组织志愿者从事志愿服务活动。它与志愿者不具有行政上的管理关系，志愿者本人既不向服务对象收取报酬，也不从志愿服务组织领取工资，二者之间也不存在劳动关系或雇佣关系。志愿者与志愿服务组织作为两个平等主体，是基于双方的合意而形成的一种民事关系，该民事关系符合通过要约、承诺环节而形成契约关系的特征，是一种特殊的合同关系。

（二）志愿者与服务对象之间的法律关系

志愿者是以志愿服务组织的名义向服务对象提供服务的。二者之间只是一种单纯的无偿服务关系。志愿者按照与志愿服务组织所定协议履行义务，向服务对象提供志愿服务行为，对志愿服务组织承担责任。[①]服务对象在接受服务的过程中应当尊重志愿者，并在必要的情形下予以一定的协作，这是道德义务而非法律义务。

只有当二者之间超越服务必要，存在独立的侵权行为时，才因侵权行为而发生侵权关系。侵权行为有可能因志愿服务行为而触发，但并非等于志愿服务行为。如果志愿者侵犯了志愿服务对象的合法权益如侵犯其商业秘密、个人隐私等，应承担相应的法律责任；而在志愿服务过程中，如果志愿服务对象因故意或者重大过失，而造成志愿者及其志愿者组织权益受损的，应当承担相应的法律责任；如果服务对象借无偿服务这一资源，提出超出服务范围的要求时，志愿者有权拒绝。[②]

（三）志愿者在服务过程中致害行为的责任

对于志愿者在志愿服务过程中致害行为的法律责任问题，目前尚无明确法律依据，但根据志愿者是否在志愿服务组织指示或授权范围内实施的行为致服务对象或他人损害的情况，若志愿者未按志愿服务组织的安排，超越组织的指示或授权范围向服务对象提供服务行为，此时发生的侵权行为已经独立于志愿服务行为之外，志愿者本人应按一般侵权责任理论独立承担损害赔偿责任，但志愿服务组织作为"危险源"的开启者，应对志愿者以及服务对象的人身和财产安全负有主要义务。

（四）志愿者在服务过程中遭受人身或财产侵害的责任

志愿者在志愿服务过程中遭受的人身或财产损害主要来自三个方面：一是志愿服务组织侵害其合法权益的行为，二是服务对象或其他单位、个人在志愿服务活动中的侵权行为，三是因不可抗力等不能归责于第三方的

---

① 袁文全，王文娟. 志愿服务行为的法律关系与法律责任解构 [J]. 西南大学学报 (社会科学版),2011,37(4):114–118.

② 田思源. 我国志愿服务立法的现状及构想 [J]. 法学 ,2008(5):42–53.

原因导致的损害。志愿服务组织在组织、安排志愿服务活动中，或者是服务对象或其他相关人员在志愿服务活动中侵害志愿者合法权益并造成损害的，应当根据过错责任原则依法承担相应的法律责任。如果存在共同侵权的情况，则相关侵权行为人对损害结果承担连带赔偿责任。在志愿服务组织主动安排志愿服务活动的情况下，服务对象明确拒绝接受服务的，对志愿者人身或所遭受的损害不承担赔偿责任，但可在受益范围内予以适当补偿。不可抗力一般是民事责任的免责事由，但是在志愿服务行为中，如果志愿者所遭受的损害是由于不可抗力等不能归责于第三方的原因所导致的，在没有强制规定需要购买保险的情况下，则可以适用公平责任原则，由作为受益人的志愿服务组织或服务对象单独或者按比例承担适当的补偿责任。

☞ **导引案例分析**

1.刘爷爷现在的养老方式属于机构养老模式。该养老模式主要适用于儿女工作繁忙，没有时间照料老人的情况，只有将老人送到相关养老机构，才能让他们得到基本的生活照料。

2.通过案例现有的描述，是一种将线下志愿服务与线上志愿服务相结合的志愿服务模式。

第二章

养老照护志愿服务志愿者
招募与教育

　　志愿者招募是志愿组织按照一定的标准，通过恰当的手段和途径，招纳、募集志愿者，并对其岗位进行合理安置的过程。志愿者招募是组建志愿者服务队伍的重要阶段，也是开展志愿服务的重要前提。志愿者招募成功与否直接关系到志愿服务的质量以及团队目标的完成。志愿者教育则是在志愿者正式开展养老照护之前，对其志愿服务知识、养老照护技能等进行的培训和成长指引。志愿者教育是志愿组织建设的重要环节，包括了理论教育、实践教育等内容。

　　小张是一名社会工作者，他依托自己的工作室成立了一支养老照护志愿服务队。通过当地的政府购买养老服务，这支志愿服务队要为所在辖区的30位老年人提供今年的养老照护志愿服务。为了更好地完成这项工作，小张考虑再招募几名团队成员，并计划对团队成员进行专门的养老照护教育。

　　请问：

　　1.小张在开展养老照护志愿者招募前，需要做哪些准备工作？

　　2.为了提高志愿者教育的效果，小张可以采取哪些教育形式？

第一节　养老照护志愿者招募

一、养老照护志愿者需求分析

（一）明确需求

　　以老年人实际需求为导向开展的养老照护，能够做到精准提供养老服务，提供具有针对性的老年照护，从而实现养老照护的精准化、个性化服务供给。在明确需求阶段可以利用的资料包括志愿服务团队既往养老照护数据、老年人健康状况等。当面对一项全新的任务时，没有可供参考或只有极少的数据用于需求分析时，就需要志愿组织利用问卷调查法、访谈法等方法主动去发现新的需求，挖掘老年人潜在需求。

（二）描述需求

在获取到必要的资料或数据后，可以把老年人的需求进行整理。在这个阶段，可以利用统计描述的方法将需求转化为数据。在需求条目较多时，可先对数据进行标准化处理，然后进行层次聚类分析，得到聚类分析树状图，实现对需求的分类。

☞ **工具包 2-1**

养老照护志愿服务常见需求聚类类别描述（节选）

需求类别	需求项目	特点
生活照护知识与技能	老年人安全照护知识与技能	满足老年人生理、安全等需要，使老年人尤其是失能老年人得到更好的生活支持
	老年人清洁照护知识与技能	
	老年人饮食照护知识与技能	
	老年人排泄照护知识与技能	
	老年人睡眠照护知识与技能	
	老年人移乘照护知识与技能	
	老年人冷热应用知识与技能	
医疗保健知识与技能	老年人用药照护知识与技能	满足老年人疾病管理、健康的需要，以使老年人及家属了解用药注意事项、自我监测，自我管理慢性病
心理护理知识与技能	老年人心理照护知识与技能	满足老年人爱、自尊以及自我实现的心理需要，以使老年人调节消极情绪、积极面对老年生活
精神文化活动与技能	老年人康乐活动知识与技能	满足老年人社会交往、归属、平等和尊重的需要，以增加老年人晚年生活的乐趣
	老年人志愿服务知识与技能	

（三）分析需求

在完成需求描述后，可以通过等级评分的方法，对需求紧急等级进行评判，从而确定需求满足的优先次序。在分析需求阶段，要同时兼顾志愿服务团队自身的发展目标，对团队现有和可发展、利用的资源进行汇总，将团队发展目标、可利用资源与需求进行匹配，为制定计划奠定基础。

二、养老照护志愿者的招募方案

（一）志愿者招募的类型

志愿者招募是指面向全社会或者在特定的范围内，根据志愿服务组织的理念及志愿服务的岗位设置与要求，制订招募条件和招募人数计划，采用广泛的宣传途径，按照一定的遴选、考查方法和流程，对申请者进行选拔和录用的过程。根据招募目的的不同，志愿者招募可以分为团队成员招募、专项活动和岗位招募。

1. 志愿服务团队成员招募

团队成员招募是组建志愿服务人力资源库、扩大志愿服务组织规模的重要前提。认同团队理念、符合招募条件且数量恰当的志愿者参与活动中，能够保证团队人力资源的充沛，促使志愿服务顺利、有序进行。志愿服务团队成员招募是志愿者教育、管理的基础性工作，也是志愿服务筹备和运行阶段的起点。[1]招募过程需要遵循一定的流程和规章制度。

2. 专项活动或岗位招募

志愿服务的对象具有多样性、工作领域广泛性、特定岗位专业性高等特点。因此，对于特定岗位，通常需要对志愿者岗位进行分门别类的设置。专项活动或岗位招募一般可从志愿团队内部招募。因为已经参加活动的志愿者对于本团队的理念和志愿服务内容较熟悉，可以在招募后快速适应工作岗位。在团队内部没有合适人员时，也可专门发布招募公告。

---

[1] [美] 克里丝蒂·范·霍芬. 招募与管理志愿者—博物馆志愿者管理手册 [M]. 庄智一，译. 上海：上海科技教育出版社，2016:32.

（二）志愿者招募的原则

1. 人本性

无论是志愿服务团队成员招募，还是专项活动或岗位招募，都要把以人为本放在首位。在制定与发布招募公告时，要考虑到不同年龄、不同工作岗位人群的阅读能力和理解能力，用最通俗易懂的语言进行描述。对于申请者有疑惑的地方，要安排人员进行细致解答，创造良好的软性环境。

2. 自愿性

志愿是为社会和他人提供服务与帮助。养老照护志愿服务是为改善社区与社会老年人福祉而进行的非职业化行为。在志愿者招募过程中，要根据申请者本人奉献社会的意愿进行招募，不可借助第三方或外界的压力强迫其他人参与招募。

3. 隐私性

在填写资料的过程中，要适当收集申请者的个人信息，绝不可随意让申请者填写与招募无关的个人信息。在利用网络收集申请者资料时，须按照移动互联网信息安全规范收集个人信息。在获取申请者的个人信息后，要对申请者资料进行科学管理，保证申请者的个人信息不被泄露或不恰当公开。

4. 公益性

公益性指的是养老照护志愿服务必须指向公共利益。不管社会志愿团体的性质和管理是从属民政、红十字会等部门，任何以养老照护名义进行的营利性活动都不属于志愿服务。在志愿者招募中，也同样需要遵循公益性原则，不可借招募之名行与志愿服务无关之事。

（三）志愿者招募的流程

1. 制定招募计划，撰写招募公告

招募计划通常需要明确简要地介绍该团队的理念，强调理念认同的重要性。其次，志愿服务团队成员招募的重点在于需要志愿者的时间说明、志愿者的技能需求等，并明确招募主要流程和考核标准。在制定招募计划后，可根据潜在受众特点，撰写纸质或网络招募公告。专项活动或岗位招募的公告则须对活动或岗位的基本要求、职责等进行明确说明。

夕阳护航养老照护志愿服务队成员招募公告

夕阳护航养老照护志愿服务队是专门向机构养老、社区养老的老年人及家庭提供养老照护而组建的社会志愿团队。志愿者是夕阳护航养老照护志愿服务队创建、运行与发展不可或缺的力量。为了更好地开展养老照护志愿服务，现开始预招募2020年度下半年志愿者。欢迎热心养老照护志愿服务的朋友报名，届时会根据报名情况安排后续活动。

一、团队理念

1.弘扬志愿服务精神，传播文明，号召各社会组织和个人奉献爱心，构建全社会共同参与养老照护。

2.结合实际，策划开发养老照护志愿服务项目，为一切有爱心有热情的人士提供参与养老照护志愿服务的机会和平台。

3.加强合作，促进志愿者间的交流互助，积极开展与全社会公益组织在养老照护中的合作互动。

二、需要志愿者的时间说明

1.周一至周五15：30~16：30 考虑到老年人午休时间安排，工作日即周一至周五下午时间段较适合开展养老照护志愿服务活动。志愿者可根据自己的情况，报名半天。

2.周六与周日09：30~11：30 周末两天的时间志愿服务时间略长，亦需较多的志愿者。

三、志愿者的技能需求

1.养老辅导：为老年人提供生活照护、清洁照护、饮食照护等所需的养老照护志愿服务。

2.音乐辅导：许多老年人对音乐很感兴趣。通过一段时间的辅导，能让老年人合唱或独唱几首歌曲。

3.阅读辅导：可以向老年人推荐、共同阅读一些报纸、美文、古诗词，引导老年人在阅读中积极面对生活。

4.绘画辅导：对有绘画兴趣的老年人一对一辅导。

5.其他辅导：如摄影、心理以及其他等方面进行辅导。

四、招募流程

1.报名人员先接受团队人力资源的资格审核，资格审核通过的名单发给招募项目负责人。

2.项目负责人组织本组内部人员对应聘人员进行精神面貌及能力考查。

3.通过以上考核的人选，将接受集中的专业培训、实际案例学习等。

五、考核标准

试用时间为三次活动，如表现良好，将作为正式成员；否则将清退出本团队。

2.动员社会资源，发布招募公告

为了扩大志愿者招募的范围，吸引更多社会成员参与养老照护志愿服务工作中，应在本团队合理的预算范围内进行社会资源动员，发布招募公告。比如，在社区组建的养老照护志愿服务组织，可以借助社区管理网格员的社会关系，吸引目标群体关注。此外，还可以运用手机微信、大众媒体、公开活动宣传等途径，开展社会资源动员，扩大招募公告的社会影响力。

3.开展志愿者考查，确定录用名单

志愿者考查可以有不同的方式。条件允许或有必要时，可以组织现场面试。在条件不允许时可以进行网络面试或电话面试。志愿者考查的目的在于确认志愿者与志愿服务岗位的匹配程度。在考查时，需要综合考虑志愿者的志愿服务理念、既往志愿服务经验、个人技能及心理素质、身体健康状况等。志愿者考查并不只是团队管理者的事情，而是与志愿服务团队的每位成员都密切相关的过程。在必要时，可以把申请者与团队成员的合作伙伴关系建立与维护亦纳入考查范畴中。在完成志愿者考查后，要及时确定录用名单，将结果反馈给申请者，并对申请者尤其是未录用人员提出的疑惑进行认真解答。

4. 实施志愿者教育，提升服务能力

志愿者教育是一个较志愿者培训范畴更广的概念，包括了对于志愿者的志愿服务一般培训、养老照护志愿服务能力专项培训，以及养老照护健康传播的影响力培训等。

三、养老照护志愿者的考查

（一）考查的方式

1. 面谈

面谈是较常用的一种考查方式。通过面谈，可以对申请者提交的申请表中的信息进行证实，还可以让申请者口述其具体的养老照护志愿服务经历等。在面谈过程中，还可以对申请者的反应及行为进行观察，从而对其做出综合评价。

2. 书面测验

书面测验可能通过传统的纸笔测验或利用计算机辅助测验等方式完成。书面测验一般用于养老照护专业知识与技能评价，以及对养老照护志愿服务的认知评价等方面。

3. 案例分析

案例分析是以真实事例为内容，以事实和数据为根据的记录。通过案例分析，可以将申请者的养老照护知识应用于具体实践中，进而了解申请者发现案例中的问题以及运用知识和技能解决问题的能力。

（二）考查的内容

1. 一般情况

一般情况考查包括志愿精神考查、基本素质能力测验、心理健康水平测验、沟通表达能力测验、逻辑与语言能力考查等。

2. 养老照护知识与操作技能

养老照护专业技能主要涉及老年人饮食照护、排泄照护、清洁照护、睡眠照护、用药照护、活动与转运、康乐照护、老年人常见急症简单急救知识与技能等。

第二节 养老照护志愿者教育

※

一、养老照护教育相关理论与模式

（一）学习分类理论

美国教育心理学家加涅（Gagne）根据学习结果，将学习分为言语技能、智慧技能、认知策略、动作技能和态度等五类。

1. 言语技能

指的是通过学习获得能用语言表达的知识，是回答世界"是什么"的知识。其中又分为符号记忆、事实的知识、有组织的整体知识等三类。言语信息对学习者的能力要求主要是记忆。在养老照护教育中，应注重如何使受教育者获得一定数量的言语信息，以及如何牢固保持这些信息，防止遗忘。

2. 智慧技能

指的是人们运用习得的概念和规则办事的能力，解决"怎么做"的问题。智慧技能又分为辨别、具体概念、定义性概念、规则、高级规则等类别。其中辨别、具体概念、定义性概念可以作为养老照护教育的初级教育结果指标，而规则、高级规则可作为养老照护教育的进阶教育结果指标。

3. 认知策略

是指运用一些学习、记忆、思维的规则来调节和控制人的认知行为和认知过程,并提高认知效率的能力,包括对自己的注意力、学习、记忆和思维方式的选择和修正。认知策略和智慧技能往往是同一学习过程的两个方面,学习者在学习智慧技能的同时,也形成了自己特有的认知策略。

4. 动作技能

是指通过练习所习得的、按一定规则协调自己身体运动的能力。动作技能的显著特征是只有经过长期不断的学习,才能日益精确和连贯;只有当学习者不仅能够完成某种规定的动作,而且这些动作已组成一个连贯、精确,并在限定时间内完成的完整动作时,才可以说他已经获得这种技能。

5. 态度

是指通过学习形成的影响个体对人、物或事等进行反应的心理倾向。态度是通过与外界的人、物、事相互作用的一系列结果习得的,而且往往是非计划地附带习得的。态度一般需要经过相当长时期才能逐步形成或改变。态度也是养老照护教育长期、持续性开展的结局。

(二)成人学习理论

成人学习理论结合了成人教育的指导思想和培训学习理论,从成人的生理与心理特征出发,整合了成人学习欲望和系统,是专门针对成人学习而提出的教育理论。

1. 强调实用性

成人的学习意愿往往取决于学习内容对于自身发展是否具有实用性,而不同于学校教育中的被动安排。学校教育是一个系统化的长期过程,其教育内容多属于应用的基础储备,学习的驱动是个人能力的培养与成长。成人学习的驱动则不同,实用性导向会对成人学习有更大的吸引。养老照护教育以需求为导向,在教育设计过程中给予被教育者更多的决策权和发言权就是体现成人教育的实用性原则。

2. 基于经验的学习

成人学习常依赖于自身的既往经验来判断或评价新知识和新经验。在养老照护教育中,要把教育内容与被教育者的既往工作经验、养老照护经验结合起来，激发学员们的经验和智慧，让其有机会根据自身的既往经验去认识问题、分析问题、解决问题。

3. 以问题为中心的学习

成人学习是基于实际工作中的困惑和难题而触发的。困惑和难题可以是养老照护中观察到的现象，也可以是其遇到的困难或挑战。由于成人学习以问题为中心，因此在养老照护教育中，要时刻关注学员的问题所集中的模块，从而采用具有针对性的手段实现教育目的。

（三）技能学习的闭环理论

技能是由一系列动作及其执行方式组成的活动方式。养老照护涉及较多的技能操作，因而在教育过程中须重视技能的学习。技能学习的闭环理论揭示了技能学习的内部控制机制，主要包括知觉痕迹和记忆痕迹，并把其作为技能学习的基础。

1. 知觉痕迹

知觉痕迹是动作反应的一种即时反馈系统，是对动作反应的知觉及短暂记忆。在技能学习的过程中，学习者每次做出动作反应，知觉就会获得一定的信息，进而形成知觉痕迹。新学习的动作通过知觉得到持续性的反馈，正常的知觉就会不断获得强化。知觉痕迹是将实际动作与既往动作记忆痕迹联系的重要中介。

2. 记忆痕迹

记忆痕迹是以既往多次动作反应为基础所形成的信息库。记忆痕迹常被视为一种内部参照系统，用来引导动作的走向，从而有助于发出适当的动作。此外，记忆痕迹也可作为一种判断标准，根据知觉反馈的信息，用以调节、评判、矫正正在执行的动作反应。

二、养老照护理论教育

（一）养老照护理论教育的内容

1. 专业养老照护知识与技能的掌握与应用

从老年人的整体考虑，既要有生理方面的，比如说清洁卫生照护、排泄与睡眠照护等内容，同时也要有心理、精神照护等方面的学习。在教育过程中，要强化饮食照护、排泄照护、清洁照护、睡眠照护、用药照护、活动与转运、康乐照护、老年人常见急症简单急救知识与技能，同时重视安宁疗护、老年人康复照护等内容。

2. 情感支持与沟通

情感支持是养老照护过程中重要的手段，可通过情景互动与角色扮演等方式，培养学员的同理心，并通过实地考察以及与养老机构老年人的沟通交流，提升与老年人的沟通技巧。

3. 道德品质与志愿服务精神培养

介绍志愿服务的起源与发展，传承志愿服务精神，并可组织各地区优秀事迹的宣讲与网络分享。

4. 风险评估与应急协调

培养学员对养老照护志愿服务过程中发生的紧急事件正确处理的能力，以及对活动安全进行快速评估和应对的能力。

（二）养老照护理论教育的方式

1. 线下现场教育

线下现场教育可以是零散式的分内容教育，也可以是固定时间内的系列教育。养老照护线下现场教育可以在养老机构、医学院校模拟教育中心等地开展。

2. 线上教育

线上教育包含慕课（MOOC）[①]式教学模式、移动端平台直播课程以及线上培训资源库的建设。线上教育要求所有教育内容、资料、案例分析要适合被教育者的层次与知识水平。线上教育要能够清晰展示教育课程的脉络图，使学员了解教育架构。线上教育要能够给予被教育者提问、反馈的机会，加入互动方案的设计与安排。

---

① MOOC 即大型开放式网络课程，这种大量公开免费线上教学课程是 2000 年之后发展出来的教学概念。

☞ **实例分享 2-2**

夕阳护航养老照护志愿服务队养老照护理论教育大纲（节选）

教育单元	主要教育内容	学习目标	教学活动
概述	1.介绍社区养老志愿者师资教育课程的意义、目的以及总体安排。 2.简单介绍人体解剖结构特点。 3.重点介绍老年人生理变化和心理变化。 4.重点介绍老年人常见疾病的症状特点。	1.了解教育模块开设目标。 2.熟悉老年人生理和心理特点。 3.熟悉老年人常见疾病的症状特点。	讲授讨论
饮食照护	1.介绍老年人饮食相关知识。 2.重点介绍老年人喂食的方法。 3.教会协助老年人完成正常进食的方法。 4.教会协助老年人完成正常饮水的方法。 5.教会为吞咽困难老年人进食、给水的方法。 6.详细介绍老年人进食、进水种类和量的观察与记录。	1.了解老年人饮食特点。 2.熟悉正常老年人进食、进水的要求。 3.掌握吞咽困难老年人喂食、喂水的方法。	讲授讨论示教练习回示
排泄照护	1.简单介绍胃肠及排尿活动的相关知识。 2.介绍便器与纸尿裤使用的相关知识。 3.举例讲解留置导尿集尿袋和肠瘘粪袋的更换方法。 4.介绍对呕吐老人进行照护的注意事项。 5.教会协助老年人正常如厕的方法。 6.教会协助老年人使用便盆及尿壶的方法。 7.教会采集老年人二便常规标本的方法。	1.了解老年人排泄特点。 2.熟悉老年人呕吐的照护。 3.熟悉正常老年人如厕的方法与照护需求。 4.熟悉尿管、人工造口袋的管理。 5.掌握尿垫、纸尿裤的更换；二便标本采集；开塞露、便盆、尿壶的使用方法。	讲授讨论示教练习回示

三、养老照护实践教育

（一）情景模拟

情景模拟是通过创造性再现与志愿服务内容相对应的典型场景，让学员身临其境，通过模仿老年人间的互动，从而在创设的情景中发现问题、分析问题、解决问题。情景模拟可以提高被教育者对于养老照护的感性认识，以及在养老照护过程中的实践能力。情景模拟具有一定的感染力，可以提高志愿者的参与兴趣，在亲身感悟中提高养老照护志愿服务能力。

（二）案例分析

案例分析是通过选择能够反映养老照护过程中某一重要问题或任务的事件作为案例，以事件的真实性和典型性为基础，让志愿者理解、体验事件发生、发展的基本过程。不同知识储备和经验的志愿者，会从不同的视角对案例做出判断、分析和决策，在思辨中培养解决实际问题的能力。

（三）现场体验

现场体验是在养老机构、居家照护中心等现场进行教育活动的形式。现场体验可以让志愿者直接接触客体即老年人，从而丰富志愿者对养老照护的感性认识，提供养老照护的直接经验。在现场体验中，不仅能够锻炼实际的照护技能，还可以充分调动志愿者的积极性，培养其敬老、爱老的道德品质和良好的志愿精神。

☞ 导引案例分析

1.小张在开展养老照护志愿者招募前，需要利用问卷调查法、访谈法、查阅历史资料等方法，明确该项目的目标群体的需求，并对需求进行分类和描述。综合考虑老年人需求、团队发展目标、可利用资源后制定并发布招募通告。

2.为了提高志愿者教育的效果，小张可以利用线下现场教育与线上教育的方式对团队成员进行养老照护的理论教育，并利用情景模拟的方式进行养老照护技能的讲解和练习，从而让志愿者在亲身感悟和不断练习中提高养老照护志愿服务能力。

第三章

养老照护志愿服务项目管理

　　我国的"医养结合"主要针对养老机构的照护问题，专业化养老照护者多致力于机构养老事业，这远远无法满足占总体老年人口多数的居家老年人的养老服务需求。养老照护志愿服务并非仅由志愿组织参与，而是期望通过分阶段培训和实践，开发社区、家庭等老年人非正式照顾资源，在依托志愿服务队对于老年人进行养老照护知识的普及和开展志愿服务工作的基础上，扩大养老照护知识和技能普及的覆盖面，让更多社区老年人都能享受优质养老服务，切实增强人民群众幸福感。对于养老照护志愿服务的项目管理涉及活动管理、安全管理以及评价等环节。科学的项目管理是规范养老照护志愿服务方式、合理开展养老照护志愿服务实践活动、提高养老照护志愿服务效果的重要手段和途径。

☞ 导引案例

　　孙奶奶虽然已经62岁了，但身体一直很棒，平时还会与邻居们在小区里跳跳广场舞。孙奶奶与小区的十几位刚退休的老年人一起组建了一支养老照护志愿服务队，旨在借鉴"时间银行"的方式，为周边三个小区的老年人提供养老照护志愿服务，孙奶奶担任了队长。志愿服务队在开展一段时间的活动后，想了解一下活动的效果如何，以及孙奶奶如何对其进行科学的评价。

　　请问：

　　1.孙奶奶所在的这支养老照护志愿服务队，其类型是什么？

　　2.如何对该志愿服务队的活动效果进行评价？

第一节　养老照护志愿服务的类型与形式

※

一、养老照护志愿服务的类型

　　英国学者贾斯廷（Justin）对全球各国的志愿活动进行考察并将其归纳为四种类型：互助与自助，慈善和为他人提供服务，参与，倡导和运动。

借鉴这一方法，并考虑到养老照护的内容及特点，结合我国当前养老照护志愿服务的实践，可以把养老照护志愿服务划分为公共服务型、互助与自助型、公众参与型、健康传播型等。

（一）公共服务型

社区公共服务指的是现代社会为了社区的需要而提供的社会公共服务内容，以及社区本身为了满足社区需求而自行安排的公共服务等。在当前老龄化背景下，各级政府在养老事业与产业发展中的主导角色也在发生变化。各级政府及有关民政、红十字会等部门从前期的志愿服务管理者角色，发展为依法通过购买服务等方式，支持养老照护志愿服务的运营与管理。在这一过程中，其依照国家和各地有关规定向社会公开购买服务的项目目录、服务标准、资金预算等相关情况，将养老照护志愿服务视为一种软性的公共服务。

（二）互助与自助型

在当前全球范围内，互助与自助为相当多的人口带来了基本生活所需的社会和经济服务，基本的社会福利等。"时间银行"就是养老照护志愿服务互助与自助型的典型形式。[①] "时间银行"通过模拟和变革银行的储蓄制度，把志愿者向社区或其他老年人提供的养老志愿服务记录、储存起来；当自己需要他人提供养老照护服务时，再提取出来使用。这一形式尤其适合低龄老年人向高龄老年人提供养老照护。"时间银行"既不是货币化了的志愿服务，也不是完全意义上的无偿服务，而是以互助与自助为目的，以时间为计量单位的一种养老照护服务形态。

（三）公众参与型

养老照护志愿服务项目可借由政府主导，政府财力支持，党政部门对活动开展提供指导性意见和建议，吸收政府公共资源。而有吸引力的养老照护社会志愿项目，可寻求养老服务产业关注，吸收市场资源，将项目化志愿服务运作为"核心产品"，进而拓展有偿服务业务，提升志愿组织的持续发展能力。此外，养老照护志愿服务工作需得到基层群众的支持和参与，养老照护志愿服务团体可通过招募广大居民、社会团体中的各类人

---

① 夏辛萍.时间银行：城市社区养老服务的新模式 [J]. 中国老年学杂志,2014,34(10):2905-2907.

才，实现人力资源层面的可持续发展。社会志愿团队作为社会力量提供老年健康服务，推动养老社会参与，符合《"十三五"健康老龄化规划》内涵，是实现全民参与养老照护的重要路径。

（四）健康传播型

《"健康中国2030"规划纲要》凸显了健康传播在医疗资源分布不均、老龄化趋势加强、国民健康素养偏低，以及医患关系紧张等新形势下的重要意义。相比于医生与护士的专业执业性质，以及全职护理员的全工作时限照护特点，养老照护志愿服务扮演着更重要的养老照护知识与技能健康传播角色。[①]该类型的养老照护志愿团体通过现场宣讲、个案照护中对家庭成员的教育与影响、制作与发放养老照护宣传材料、发挥典型老年人的示范作用等途径，纠正人们对养老照护不正确的观念与行为，认识新的养老照护行为并强化已有的照护行为，从而实现养老照护在老年人家庭内的自我传播、老年人群体间的人际传播以及不同群体间的组织传播。

此外，学者罗峰[②]等对城市社区志愿组织的形态进行了系统研究，提出了内生型、植入型、动员型三种志愿组织的类型学上的形态。从养老志愿服务组织和动员主体差异视角考虑，也可将养老照护志愿服务分为社区自身组织的内生型、社会组织的养老照护志愿活动进入社区的植入型、政府等部门积极引导的动员型等。

二、养老照护志愿服务的形式

（一）按服务供给方划分

传统意义上的养老照护志愿服务多是由志愿服务组织制定服务内容，其经费多数由志愿服务组织通过完全自助，吸引社会捐赠、资助，志愿服务基金收益，以及其他合法收入等方式自我解决。而随着各级政府在养老事业与产业发展中主导角色的确立，各级政府及有关民政、卫生健康委、红十字会等部门可以依法通过购买服务等方式，支持养老照护志愿服务

---

① 管园园，陈红丽，李现文，聂城，成道祥. 社会志愿团体参与医养结合照护的基本理念、核心问题及对策 [J]. 医学与社会，2019,32(02):21–24.

② 罗峰. 社区志愿活动与和谐社会的构建 [J]. 中国行政管理，2006(01):57–60.

的运营与管理，并依照国家和各地有关规定向社会公开购买服务的项目目录、服务标准、资金预算等相关情况，并接受志愿服务工作协调机构、资方有关部门、养老照护志愿者的监督。这种类型的养老照护志愿服务，其供给方实为"各级政府及有关部门+志愿服务组织"，其中志愿服务组织是具体的实践执行者。

（二）按服务需求满足方式划分

志愿服务团体主导的养老照护志愿服务主要是从组织成员的实际状况出发，依据志愿者的知识结构、技能、态度行为等，在与养老机构或居家养老管理者对接的基础上确定服务内容。其服务内容通常较为常规，易受活动策划者个人因素限制，缺少对于老年人的需求深入、客观的分析。老年人主导的养老照护志愿服务则是以老年人需求为导向进行科学设置，从而做到精准提供养老服务，提供具有针对性，贴近老年照护实际需求的精准化、个性化的服务。中国南丁格尔志愿护理服务总队南京医科大学护理学院分队在徐州丰县开展的精准扶贫养老照护实践就是以老年人需求为导向进行的养老照护专项活动。

第二节　养老照护志愿服务项目管理策略

※

一、项目管理概述

项目管理（Project Management, PM）是指项目的管理者在有限资源约束情况下，运用系统的观点、理论与方法，对涉及项目的各项工作进行有效管理的过程。项目管理涉及项目决策到项目结合的全过程，以实现项目目标为导向，对项目全程进行有序的计划、组织、指挥、协调、控制与评价。

项目管理的核心过程包括项目集成管理、范围管理、时间管理、费用管理、质量管理、人力资源管理、沟通管理、风险管理等。

养老照护志愿服务的项目管理可以有不同的层次。宏观上，管理部门可以对本部门负责的项目进行统一、科学管理；微观上，各养老照护志愿服务队可以对本组织开展的养老照护进行项目管理，以实现组织目标。

以江苏省红十字会组织的养老照护志愿服务项目为例，江苏省政府将红十字会参与养老服务工作列入"2017年度十大主要任务百项重点工作"，明确"新建100个社区红十字养老照护志愿服务队"的任务。[1]为

---

① 江苏省红十字会文件苏红〔2017〕12号。

确保推进措施扎实、服务内容充实、工作任务落实，根据中国红十字会总会、民政部、全国老龄办《关于红十字会参与养老服务工作的指导意见》（中红字〔2017〕1号）（以下简称《指导意见》）和江苏省实际，江苏省红十字会拟结合"博爱家园"建设，在全省新建100个社区红十字养老照护志愿服务队，并依托志愿服务队开展养老照护知识普及和志愿服务活动。

☞ **实例分享 3-1**

江苏省红十字会养老照护志愿服务项目管理

一、组建红十字养老照护志愿服务队

由县（市、区）红十字会牵头，以养老照护师资为志愿服务队骨干，面向本县（市、区）范围内招募8名以上养老照护志愿者，共计10人以上，并填写《红十字会养老照护志愿者登记表》，组成一支红十字养老照护志愿服务队，全省共组建100支养老照护志愿服务队，志愿者达到1000人。

二、开展红十字养老照护志愿服务

当年11月30日前，每支养老照护志愿服务队在"博爱家园"所在及周边社区，为居家养老人员开展志愿服务不少于20次，每次至少2户，总计受益居家养老家庭达到50户以上，并填写《江苏省红十字会养老照护志愿服务登记表》。志愿服务内容：

1.生活照料服务。指为老年人提供配餐、送餐、助浴、家政、代缴费用、辅助出行和陪同购物、办事、散步等服务。

2.康复保健服务。指为老年人提供日常体检、疾病防治、康复护理、心理卫生、健康教育、常见急症预防与急救知识普及、建立健康档案等服务。

3.文体娱乐服务。指为老年人提供新闻宣读、知识讲座、书画艺术交流、体育健身、花卉养植等服务。

4.精神慰藉服务。指为老年人尤其是高龄、独居的老年人提供关怀访视、生活陪伴、情感交流、心理咨询、不良情绪干预等服务。

5.安全援助服务。指为失能、高龄、独居老年人提供上门探视、呼叫联络、紧急救援等服务。

三、红十字养老照护志愿服务队管理

养老照护志愿服务队是各县（市、区）红十字会新增的志愿服务队伍，接受县（市、区）红十字会的领导。各县（市、区）红十字会在上级红十字会的指导下，负责养老照护志愿者招募、培训、登记、注册、管理及表彰奖励，选拔养老照护志愿服务队骨干，组建养老照护志愿服务队，围绕"博爱家园"建设，协调社区为养老照护志愿服务队提供服务空间。

四、项目监管要求

要根据照护知识普及情况、师资授课情况以及项目实施进度，适时进行检查评估，加强质量控制，落实监管制度，不断提高教学水平和培训成效。要加大养老照护工作的宣传力度和广度，营造人人参与服务的良好社会氛围。同时，要注意保存项目实施相关档案材料，做好项目实施文件、计划、月度统计报表、培训学员登记表、经费单据、图片影像等资料的归档保存工作，在年度项目结束时存档备查。省红十字会将会同相关政府部门适时前往各地督导、检查项目实施情况。

项目管理员姓名：xx，联系电话：xxxxxxxxxxx，Email：xx@xx.com

二、养老照护志愿服务的活动管理

专门活动是社会组织经过认真的调查和精心的策略，有计划、有组织地开展旨在解决某一问题的活动。专门活动的目的明确、时效性强、效果显著且易于评估。对于养老照护志愿服务而言，专门活动的管理涉及活动的策划、组织等全过程。

活动公告是专门活动策划阶段的必要准备。活动公告一般须说明活动的内容、时间、地址等活动的基本情况，以及交通出行、安全要点等具体内容（见实例分享3-2）。

此外，活动的管理提倡预见性管理。对于养老照护志愿服务，有必要在组织内部形成较成熟的活动说明，对于活动中预见性的问题进行提前准备或培训（见实例分享3-3）。

☞ **实例分享 3-2**

某养老照护志愿服务队活动公告

拟定于xxxx年xx月xx日前往xx社区进行养老照护志愿服务行动，活动时间是上午9:00~11:00。本周活动名额为xx人。

活动内容：为老年人提供心理调适的知识讲座，陪同老人聊天、唱歌、下棋、打扑克等多种互动形式，重要的是让老人参与进来，让他们感受到爱与尊重。

活动地址：xx市xx社区。

集合方式：xx月xx日上午9:00在xx集合。

交通出行：地铁x号线到xx站下；公共交通x路、x路，到xx站下车。

报名方式：联系管理员报名并提供联系方式。管理员联系方式：xxxxxxxxxxxx。

报名要点：报名人员需记下值班领队的联系方式，如果有变动，请及时联系值班领队；请假不能晚于活动开始前一天晚8点，请假成功以收到值班领队的回复为准；活动当天不接受除病假以外的请假说明。

安全要点：本次活动为自愿参与集结的公益活动，请对自己的人身和财物安全负责，贵重物品请随身携带，勿轻信不熟悉的陌生人和一些未经证实的消息，有疑问请联系管理员。

☞ **实例分享3-3**

某养老照护志愿服务队活动须知

根据养老机构的相关规定和养老照护活动的特点，制定本养老照护志愿服务队活动注意事项，希望关爱老人的志愿者朋友能认真阅读并遵守相关管理规定。

1.志愿者要自觉保持养老机构室内外卫生，把空的饮料瓶、早餐剩余物品等放到垃圾桶内。

2.志愿者不要在老人的屋里使用或协助老年人做饭、烧水，如果老人有需要，可以联系管理员，通过其他途径解决。

3.志愿者在白天途经老人房间时请自觉放慢脚步，避免大声喧哗，以免影响其他老人休息，并且尽量不要在夜间探视老人。

4.为了方便养老机构的管理，志愿者尽量在集体活动期间看望老人；如果单独看望老人，请主动在门卫处登记，并把相关车辆停在指定位置。

5.志愿者不能随便给老人进食。有的老人病情所限，有饮食禁忌，如糖尿病；有的老人已丧失吞咽功能，不能自行进食。志愿者给老人带吃的或者代买食品，必须提前联系管理员，由管理员与院方沟通，确认相关食品是否适合老人食用。

6.老人自行出去买东西或看病，需及时通报值班领队或者养老机构办公室，未经机构方许可，禁止私带老人离开养老机构。

7.志愿者未经老人许可，禁止移动或翻动老人屋里的任何物品。志愿者不可以随便挪动卧病在床的老人。如果搀扶或者用轮椅推老人，时时刻刻注意安全第一。

8.志愿者活动期间，禁止志愿者在老人房间扎堆聊天，老人房间内一般不要超过两个人。志愿者跟老人交流时不要主动询问老人的家庭情况，遇到老人谈及，可以旁听或者转移话题，禁止涉入老人的家庭纠纷，更不允许在外面散播相关消息。

9.志愿者需要注意跟老人谈话的技巧，不要谈及一些容易使老人伤心、情绪激动的话题，遇到老人情绪低落时，可以转移话题，谈论一些社会趣闻趣事。

10.如果碰到老人反映养老机构的伙食、服务等问题时，请把相关情况汇报给管理员，由管理员跟院方联系。志愿者不要轻易跟老人许诺探望、经济支持等。

本志愿服务队活动管理员姓名：xx，联系电话：xxxxxxxxxxx，Email：xx@xx.com

三、养老照护志愿服务的安全管理

志愿服务存在人身、财产、信誉、法律等安全问题。养老照护志愿服务的安全管理涉及老年人、志愿者等不同群体。

（一）老年人安全管理

在提供养老照护志愿服务的过程中，要对老年人跌倒、烧烫伤、气道阻塞、心脑血管意外等意外情况的发生进行及时的处理。以最为常见的跌倒问题为例。在发现老年人跌倒时，不要急于扶起，要分情况进行处理：（1）意识不清者，要立即联系医务人员或拨打急救电话，有外伤、出血，立即止血、包扎，若老年人有呕吐，要将其头偏向一侧，并清理口、鼻腔呕吐物，保证呼吸通畅。（2）意识清楚者，要询问老年人跌倒情况及对跌倒过程是否有记忆，如不能记起跌倒过程，可能为晕厥或脑血管意外，应立即护送老年人到医务室诊治或拨打急救电话，要注意询问并观察老年人是否有剧烈头痛或口角歪斜、言语不利、手脚无力等提示脑卒中的情况。

（二）志愿者安全管理

志愿者保险是志愿者安全管理的重要举措，能够提供有效的经费支持和补充。但当前志愿者保险仅限于志愿者意外伤害和医疗，对于志愿服务期间第三方责任造成的涉及志愿者的损害、损失、赔偿等还缺少有效的解决渠道。对于志愿者的安全管理还需第三者责任险的引入。此外，安全警示也是志愿者安全管理的重要方面，是对志愿者进行服务前培训的组成部分。

☞ *实例分享3-4*

某养老照护志愿服务队安全警示

根据养老机构的相关规定和养老照护活动的特点，制定本养老照护志愿服务队安全警示事项，希望关爱老人的志愿者朋友能认真阅读并遵守相关管理规定。

1.严禁在本志愿服务队组织的活动外使用队旗等标识，禁止以本志愿服务队的名义开展任何未在本服务队备案的活动。一旦发现有违反该规定的行为，视情节轻重，严重者将会被警告或开除团队。

2.本志愿服务队活动公告里没有说明要收费或平摊费用的，默认是免费的公益活动。任何收费或需要平摊费用的公益活动，都会以公告的形式发布，不会让个人在私下通知或募集（包括团队管理人员），即只要活动公告里没有专门说明的，任何私下收费的行为都是未经授权且严重违反团队组织纪律的行为，一旦发现将严惩，直至采取法律追诉手段。

3.为了避免一些潜在的风险，保持一种较单纯的志愿服务队员关系，不建议不是很熟悉的志愿者间有金钱往来。任何借钱或生意往来属于个人私下行为，与本志愿服务队无关，个人需谨慎判断与抉择。

4.警惕骗子假冒他人，尤其是冒充本志愿服务队的团队管理人员，通过QQ或微信向个人借钱或索捐，一旦发现请及时联系管理员，谨防上当受骗。如果收到可疑信息或不确定信息，建议与本人电话确认，如果没有当事人的电话，建议与管理员联系。

5.活动中，请大家保管好个人随身物品，勿轻易把手机、平板电脑等贵重物品交给不是很熟悉的志愿者看管。一旦发现有违规的行为或可疑行为，请及时联系管理员，我们收到信息后将尽快核实与处理。

本志愿服务队活动管理员姓名：xx，联系电话：xxxxxxxxxxx，Email：xx@xx.com

四、养老照护志愿服务的评价

（一）VIVA评价

1.概述

VIVA评价即志愿者投资和价值评价（Volunteer Investment and Value Audit），用于评估在志愿者身上花费的总金额与志愿者工作所体现出来的总价值两者之间的关系。VIVA比率的计算公式为：志愿者总价值/志愿者总投入。其中总价值主要是根据志愿者在志愿活动中所投入的总时长，与该类志愿者工作内容相匹配的全职员工进行等价性换算，及该类全职员工在工作相同时间的情况下，需要支付多少钱才能完成志愿者相同的工作。同时VIVA也会产生以下数据：在志愿者身上的总投入、志愿者投入的总时长、累计服务总人次、每位志愿者的人均小时数、价值和支出以及需要额外全职员工的人数才能完成志愿者目前工作。

2. 长处

VIVA评价可以显示支持志愿服务基础设施的成本资源，量化志愿者的成本和工作价值的数据，从而评估志愿者工作的成本效益并进行成本效益分析，展示在志愿者身上投资的价值以及整个组织和志愿部门工作的经济意义，并为志愿者预算分配资金，使志愿者项目更高效、更有效、更有回报。利用VIVA评价，还可以根据投资和价值之间的比率，以及可能的不同群体志愿者的不同比率，规划志愿者项目的未来发展。中国南丁格尔志愿护理服务总队南京医科大学护理学院分队的养老照护志愿服务项目利用VIVA评价显示，为志愿者每投入1元，志愿者通过养老照护志愿服务能体现出6元的价值，在一定程度上节省了人力资源成本。

3. 局限性

在VIVA换算过程中，该类全职员工所获得的社会收入是否与他们本身的劳动投入是对等的，若不是对等，换算给志愿者的价值就相应也不会对等，这也是换算过程中值得商榷的一个方面。其次，用金钱和时间来衡量志愿服务的价值可能并不全面，这种将志愿服务缩短为工作时间而不是贡献的方法，一方面忽略了志愿者在志愿活动中所获得的提升，另一方面也未涉及志愿者所创造的对于社会的精神价值意义。[①]

4. 养老照护志愿服务 VIVA 评价流程

（1）志愿者服务总时长与全职员工工作时长的等价性换算。全职员工可采用与养老照护志愿者工作内容大致相似的相关养老护理机构的养老护理人员进行等价性换算，工作时间以法定工作时长为标准，每周40小时，按5个月共20周为基准。

（2）护理养老相关机构养老护理人员月均收入及志愿者价值。可通

---

① 陈红丽,管园园,聂城,成道祥,邢颖,李现文.社会志愿团体开展养老照护的志愿者投入和价值评价 [J].中华护理教育,2019,16(03):234-236.

过现场调研、文献分析、参考同一城市门户生活网站信息等途径，综合考虑养老护理人员的月收入分布及其学历、经验相关因素给收入带来的影响等，估算一位全职养老护理人员的月均收入和其他收益（如保险、补助、包吃住等）。

（3）志愿者人均成本和贡献分析。志愿者平均花费＝志愿者总投入/志愿者总人数。

（4）计算VIVA比率。利用VIVA比率公式，即VIVA＝志愿者总价值/志愿者总投入。

（二）SROI评价

1. 概述

SROI评价即社会投资回报（Social Return on Investment, SROI），强调基于利益相关方原则，将社会、环境、经济成本和收益进行整合，通过建立量化指标体系综合评估项目绩效，以"货币化"的形式展现项目成果价值。SROI评价分为评估型和预测型两类。在SROI评价过程中，由于公益项目的非营利属性，难以比较投入成本与经济收入关系的情况，而SROI评价为项目成果选取与之相匹配的"等价物"进行"货币化"，从而能够将项目价值量化，将之更加直观、醒目、具体化地展现出来，这与3D评估理论、APC理论等评估理论相比，实现了对价值量化的过程，克服了以陈述性"讲故事"的形式进行成果阐述的局限，同时也可通过这一量化值，使项目投资者明确其服务财务价值，为其提供价值参考及评估依据，达到合理分配资源的效果。

2. 长处

传统的志愿服务在项目执行评价时常以汇报的形式叙述开展哪些项目活动、受益人群等项目"产出"，这种方法虽然部分利用了量性评价的思维但并不等同于项目"成果"；基于干预前后对老年人健康状况、生活质量、卫生服务利用情况等分析的方法，或许可同时进行卫生经济学评价，但这仅是将老年人列为项目的受益方，项目的相关利益法分析不全面，亦未兼顾到养老照护对于社会价值的意义。SROI评价将各利益相关方的成果以定性或定量的形式较为全面地展现出来，可较为准确地反映该项目的成果而不是产出。中国南丁格尔志愿护理服务总队南京医科大学护理学院分队的养老照护志愿服务项目显示，其养老照护志愿服务项目的SROI比率为4.1∶1，表示为该养老照护项目每投入1元，则可产生4.1元的社会价值[①]，这一结果在经济层面上表明了社会志愿团体参与养老照护可产生高于投入的社会价值，肯定了社会志愿团体参与养老照护的社会意义，也间接支持了对社会志愿团体开展养老照护专门培训是弥补养老照护队伍缺口重要路径的观点。

3. 局限性

在SROI评价过程中，相关利益群体、关键成果的选择通常是基于泛化下的主观定义或是以往文献中对于该类项目成果的定义，通常难以摆脱主观因素的影响；再者，虽然SROI评价创新点在于项目成果的"货币化"过程，但"货币化"的过程也成为争议最大的过程，成果等价物的选择、定价过程，其准确性都难以保证，若项目组织方随意选择或是选择不恰当，都可能出现夸大现象，这也是今后社会志愿团体参与养老照护SROI评价亟须解决的问题。

4. 养老照护志愿服务 SROI 评价流程

（1）界定并分析利益相关方。志愿服务以志愿者、志愿者组织和服务对象为三大主体，养老照护利益相关方包括养老照护志愿组织、志愿者、老年人、养老机构、社区等。可利用访谈法对该项目中利益相关方在养老照护志愿服务中所获得的成果进行总结分析。

（2）计算项目成本投入。SROI评价的成本投入分为显性投入和隐性投入。显性投入是指该养老照护团队为项目投入的可见费用；隐性投入主要为非资金投入，可根据市场经济水平进行隐性投入成本估算。

（3）成果价值分析及"货币化"转换。根据经济学等价物选择及定价的相关理论，将成果价值进行"货币化"转换。

（4）影响力分析。影响力分析常通过对该项目的"无谓因子""转移因子"和"归因因子"进行计算分析，最终确定该项目涉及的利益相关方的变化有多少比例是纯粹受项目干预影响。

（5）社会投资回报率估算。志愿组织、志愿者、老年人的成果计算利

---

① 数据来自中国南丁格尔志愿护理服务总队南京医科大学护理学院分队。

用公式：等价物×数量×（1－无谓因子）×（1－归因因子）＝每类利益相关方成果，最终计算得项目成果总价值。

（三）基于层次分析的指标体系评价

1. 概述

层次分析法简称AHP，是由美国运筹学家萨蒂（Saaty）提出的一种分析方法。AHP是一种定性和定量相结合的、系统化的、层次化的分析方法，它可将半定性、半定量问题转化为定量问题，使人们的思维过程层次化。通过逐层比较多种关联因素来为分析、决策、预测或控制事物的发展提供定量依据。中国南丁格尔志愿护理服务总队南京医科大学护理学院分队运用层次分析法，构建了共有一级指标6个、二级指标15个、三级指标44个的社会志愿团体参与养老照护志愿服务评价指标体系，并确定各级指标的权重系数。

2. 长处

指标体系的评价方法既能够体现出社会志愿团体参与养老照护志愿服务项目中各影响因素间的内在联系，又能够客观地反映出社会志愿团体参与养老照护志愿服务项目的整体水平，有助于有关部门及相关研究者找出社会志愿团体参与养老照护志愿服务目前存在的问题。基于此套简洁实用的测量工具，能够实现评价社会志愿团体参与养老照护志愿服务项目水平的目的。

3. 局限性

评价指标体系常需依托专家函询法完成开发。但在德尔菲专家函询法中，各指标在一定程度上会受到专家的主观因素影响。因此，前期咨询过程中要确保所咨询专家的数量及质量，后期统计分析时需注意对专家咨询的可靠性进行各项系数的分析，确保所获得数据的可靠性。此外，评价指标体系中部分指标内容要求会随着养老照护志愿服务项目的发展而发生变化，评估指标也会相应进行动态调整，对指标的可行性、客观性和科学性等要根据实际情况进行优化和完善。

☞ 导引案例分析

　　1.孙奶奶所在的养老照护志愿服务队是一种互助与自助型的志愿服务组织，所借鉴的"时间银行"形式尤其适合低龄老年人向高龄老年人提供养老照护，是以互助与自助为目的，以时间为计量单位的一种养老照护服务形态。

　　2.可借助VIVA即为志愿者投资和价值评价、SROI评价即社会投资回报评价、养老照护志愿服务评价指标体系等对该志愿服务队的实施效果进行评价。

第四章

养老照护志愿服务团队管理

根据国际人口预测软件（PADIS-INT）预测，未来老龄化形势还将进一步加剧，到2050年我国65岁及以上老年人口将超过4亿人，老龄化水平将达到30%。伴随人口迅速老龄化、空巢化和失能失智化比例持续上升趋势，为该类群体提供集医疗、护理、养老、康复等于一体的医养结合型的长期专业照护服务渐成趋势。[1]而如何照护好老年人则需要由掌握健康维护、慢病管理、康复训练等的专业养老照护人员承担。目前，我国老年护理的发展速度虽然较快，但发展水平相对滞后，养老照护人才短缺，这些问题对养老照护人才的培养工作提出了严峻的挑战。因此加强养老照护志愿服务团队的组建，开展团队的能力建设，进行合理的规范和奖励以及规范团队冲突和管理是实现健康老龄化的有效途径。

---

① 戴付敏,张希,万琪琳,等.高年资护士从事老年长期照护服务的意愿及影响因素 [J].中国全科医学,2014(24):2880-2884.

某学院的王同学打算自己作为主要负责者，建立一个养老志愿服务组织，但是鉴于经验的缺乏，在建立过程中现提出以下问题：

1.如何构建一个基本的养老志愿服务组织？

2.团队建立好以后，如何经营，做好志愿者的相关激励？

第一节　团队的组建

※

一、团队理念

为促进机构式、社区式、居家式养老模式的共同发展，加强各区域照护文化的建设，推动社会文明进步。以成立志愿者服务队为切入点，弥补养老照护人员的缺口，满足老年人的生活照料、医疗护理、康复护理的需求。

二、志愿目标

通过建立志愿者团队，为居家养老人员提供生活照料、康复保健、文体娱乐、精神慰藉、安全援助等服务，以增进和恢复老年人的健康为目的，从整体观念出发，注重个体的个性与特征，将常规的医疗护理工作与老年人自身的个性特征相结合，制定个体化的护理措施，提供灵活、贴切的护理服务，为老年人提供符合个人独特需要的关怀和照顾，从而使得老人的主观能动性和潜在能力得到极大的调动和提高。[①]

三、组建流程

（一）成立各专业核心服务组，划分服务方向

根据各社区、养老机构以及服务人群，进行服务需求类别划分，根据志愿服务成员专业及兴趣，进行专项小组划分，合理安排定点服务，促进服务人员科学配置，实现持续化、精准化的养老照护志愿服务。

（二）选拔团队管理者，招募团队成员

作为服务团队的管理者，应该具备良好的工作态度和一定的管理能力，并且要具备相应的核心领导才能。管理者只有具备一定的积极性，充分发挥其带头作用，才能更好地带领团队成员提高工作效率，优化工作状态。团队的管理者是养老照护志愿服务活动中的核心人员，其管理以及监督方式直接影响到队伍服务的质量，为了确保养老照护团队安全顺利地做好服务工作，管理人员需要有培养团队成员团队合作精神的能力，并能够推进团队成员的个人发展及成长。除此之外团队的管理者还应具备相应的专业能力、培养下属的能力、工作判断的能力、学习能力等多种技能。

团队成员的招募前提需满足团队对志愿者的基本标准，可通过公开招募或者社区各单位推荐以及个人报名。在选用志愿服务成员时，选用的成员除了要具备一定的服务综合技能，还要重点关注其人格品质、服务意识、处世态度、耐心和细心程度等各方面，这些都是做好志愿服务的关键性因素。

① 罗晓燕.新时代背景下的养老照护文化 [J]. 中国社会工作,2018(14):43.

（三）建章立制，优化流程

在养老照护志愿服务过程中要建立相应的规章制度，制定相关的志愿者招募流程制度。让志愿者工作有章可循，服务项目建立初期在进行管理的过程中要明确相应职责，在选用管理者和服务者以及相应职责的分配方面需建立相应的规章制度，在服务活动开展中活动内容和需要注意的问题也应落实相关制度，包括建立健全的激励机制，建立完善的社区志愿者队伍建设服务管理制度，从而促进社区养老志愿者数量的发展，保证养老照护服务活动的顺利开展。

（四）实施培训，优化志愿服务团队

因我国养老照护专业服务人才紧缺，大部分志愿者没有专业背景，专业水平和服务技能都有待提升，这就需要进行规范性的志愿服务人员培训，培养志愿服务人员的岗位胜任力，帮助志愿者获得实际工作能力，提高志愿者的参与度，将志愿服务上升至自觉状态。同时，在培训内容方面不仅仅局限于服务技能方面的内容，还应培养志愿者的职业道德。

（五）加强考核与评价，提升志愿者服务意识

志愿服务工作虽具有义务性和无偿性的特征，但为了提升志愿服务的质量，提升志愿者的自律性，志愿者的工作要实行考核制度，定期评估志愿者工作质量。志愿者团队考核可以通过服务指标进行量化考察，比如评估相应团队在一段时间内的工作表现和成效，这种评估可以进行量化，即志愿服务时长的计算以及服务数量的评估。其次是进行实地评估。该项评估是充分利用相关志愿服务组织机构或者接受服务的机构派出督导到志愿者工作或服务的岗位上进行观察，并与其直接主管进行交谈，系统且较全面地去收集志愿者团队工作绩效的材料，然后进行打分并最后提交到相应监督的管理部门，对志愿者进行考核和评价。

四、工作内容

养老照护志愿服务以满足老年人基本生活需求，提升生活质量为宗旨开展活动，具有较强的针对性。养老志愿服务以日常生活照料、康复保健服务、文体娱乐服务、精神慰藉服务、安全援助服务等为主要内容。

在我国当前的养老保障体系中，养老照护体系尚属于补缺型的制度框架，尚未形成系统化的、惠及全体老年人的服务体系。养老志愿服务往往具有临时性、分散性、单一性的特点。当前养老志愿服务意识及志愿服务水平还停留在较低层次上，远远不能够满足养老服务的多元化需求。而志愿者提供的志愿服务形式具有多样化特点，若能引导好各类志愿服务，可以更有效地拓宽服务领域，更好地满足社会养老需求。

第二节　团队的能力建设

※

一、团队的理论与实践教育

（一）群体动力学理论

1945年库尔特·勒温在美国麻省理工学院创办了"团体动力学研究中心"，群体动力学作为一种专业和学科得以建立。库尔特·勒温认为，团体中各成员的活动和情绪密切相关，其行为会相互作用、相互影响，由此提出了著名的"群体动力学原理"。

团队是群体的一种表现形式，则必然也具备着群体的各种特征。群体动力学原理以团体行为是各成员相互影响力的综合为理念，认为一个团体的行为不等于各个成员个人行为的简单相加之和，而是有可能大于或小于成员相加之和。因此，在有了共同目标的基础上，可以通过建立团队促使人们相互协作，带动集体智慧，产生不同于个人的行为，从而促进团体绩效大于个体绩效。

（二）合作与竞争理论

团队建设过程中不乏合作和竞争情况的出现。但是当团队中的成员关系疏远，目标之间没有交叉联系时，彼此就会相互漠视，遇到事情也常常会袖手旁观；而当他们过度竞争时，双方往往容易产生冲突，目标方向出现偏差，严重时甚至会相互攻击和破坏。在这种关系下，组织会形如散沙，人际关系紧张，生产效率和创造力将会大大降低，从而影响整个团队的绩效。

耶鲁大学管理学教授拜瑞·内勒巴夫和哈佛大学企业管理学教授亚当·布兰登勃格曾在《合作竞争》中指出，团队活动通过参与者建立公平合理的合作竞争关系，才可以实现双赢。因此，首先要确立共同的目标，在这一共同目标之下成员之间相互合作，共享资源，尊重彼此，增加团体成员之间的联系，巩固团体力量，才能够取长补短，实现共赢。在此基础上还应适当开展竞争，这有助于激发成员的工作积极性，同时促进相互之间的合作。但是在团队建设中也需要控制竞争的程度，过度竞争则会带来相反的作用。

（三）建设性冲突理论

建设性冲突理论是团队建设的灵魂。团队成员们有着共同目标，但常常会因为各自的个性特点与价值观念不同而产生分歧和误解。团体成员对团队的目标和任务有不同的见解，对组织机构、工作安排、薪酬待遇有着不同的看法，随着摩擦的不断升级最终就会爆发成为成员之间的冲突。这样的冲突被称作建设性冲突，它可以使团队中存在的问题和矛盾充分暴露出来，但还不至于恶化。适时的争论可以促进成员之间不同意见的交流与沟通，帮助寻找到解决问题的较好方法，及时化解矛盾，纠正问题。同时也有助于团体成员重新认识团队共同目标，加强彼此之间的合作，促进团队内部的公平竞争，加强团队的凝聚力，提高工作效率。在合作关系下，成员之间坦诚地发表意见，整合别人的观点和意见，提高了解决问题的质量。通过开诚布公的争论，建设性地处理冲突，更能促使成员对共同目标的认同及合作性人际关系的巩固和增强。[①]

养老照护志愿服务实践教育作为一种情感培育和道德养成教育，具有一定的社会性和实践性。志愿服务教育不能仅局限于学校教学的疏导，停留于课堂和理论的输出，必须将课堂知识融于实践当中，走出校园，走向社会，才能够真正实现志愿服务教育的目标。依托社会平台，打造校外

---

① 李凤. 大学生公益团队的建设与管理研究——以 EJR 公益团队为例 [D]. 南京：南京师范大学,2013.

实践基地。社会实践活动是志愿服务教育的重要组成部分，建立适合志愿服务教育的实践基地，不断丰富志愿服务体验场所。目前，针对在校志愿者，可以为他们提供较为固定的实践场所，有助于志愿者长期性地追踪被服务人员，提高志愿服务质量。针对社会人员，应该充分利用社会各项资源，建立校企间合作，单位与学校融合，构建联合机制，充分发挥学校科研阵地和教育阵地的作用，更好地对社会上的志愿服务人群进行培训，从而达到养老照护成员的专业化和规范化的目的，进而由社会志愿服务者同学生志愿服务者相互合作，推进养老照护志愿服务实践活动的实施。

二、团队的专项拓展

随着人口老龄化程度日益加重，高龄化将成为我国人口发展的新常态。对老年人来说，社会性扶持、情感性关爱及适当干预带来的精神慰藉和心理和谐是其迫切需求。[①]提高老年人幸福感，开展医学生团体进入养老机构为老年人提供专业性的医疗健康服务，开拓医学生志愿服务项目，可以达到资源的合理利用和互补促进。

健康扶贫是脱贫攻坚的重要一环，是防止贫困群众因病致贫、因病返贫的民心工程。医学生是国家健康线上的主要新生力量，拓展医学生志愿服务团队项目有其一定的必然性。

为了更好地保证志愿服务活动的持续性和专业性，志愿服务团队需要有规划有目地进行专项活动的拓展，这样才能够使志愿服务活动内容更有实效性和服务意义。为使得被服务者更有安全感和信任度，在专项志愿服务中要注意分析项目背景，明确项目目的，注意志愿服务团队能力的现实情况，认真筹划相应专项活动内容，并要进行志愿服务项目监督和服务内容成效跟踪，保证项目拓展的实践性和长久性。

---

① 丁百仁，王毅杰. 由身至心：中国老年人的失能状态与幸福感 [J]. 人口与发展，2017(5):85.

☞ **实例分享4-1**

某医学院校志愿服务团队专项活动

一、项目目的

1.积极响应国家和学校"健康扶贫青春行"的号召。引领广大医药类高校学生投身健康中国、精准扶贫和乡村振兴战略。同时，发挥专业优势，开展专项健康扶贫活动，为国家脱贫攻坚贡献一份力量。

2.以xx县为重点志愿服务地点及结对帮扶对象，给予相关机构、家庭、老人最实质的帮助和关心，协助当地乡（村）医疗事业发展。

3.开展健康宣教，为各地区老人、家属及敬老院相关人员带去更多的健康知识。

4.通过该志愿活动的开展，塑造xx团队良好的社会形象，积极发扬红十字"人道、博爱、奉献"的精神，不断提高志愿服务团队团结协作能力，协同开展各种红十字相关活动，打造学院养老志愿服务品牌，为红会事业的持续发展做好群众基础的宣传工作。

二、志愿团队能力

1.志愿者经验丰富。本学院一直致力于志愿活动的开展，为该志愿服务队提供广阔的志愿服务平台，同学们在日常广泛的参与过程中积累了不少的志愿服务经验，也培养了参与志愿活动那颗真诚的心。

2.开展此项目的志愿服务队成员包括已接受相关培训的同学、老师和专业医生，为此次实践活动的开展提供了更多的专业及师资优势。

3.该志愿服务队活动有学院相关老师进行指导，同学之间分工明确，整个团队严格遵循xx志愿护理服务总队管理办法和xx管理制度。

三、活动特色及内容

1.畅谈魅力新时代：与社区或敬老院中经历了改革开放四十年的"老"青年和新青年聊聊过去，谈谈家乡这些年衣食住行的变化发展，比如人们的通信方式、娱乐方式等；通过文字记录、制作音频或视频的方式来记录采访过程，描绘家乡大变化，畅谈魅力新时代，同时通过陪伴聊天等形式，增进与老一辈的情感，带给老人们陪伴和温暖。

2.关注老年人心理：随着我国人口老龄化进程的加快，如何提高广大老年人生活质量，尤其是如何提高老年人群体的心理健康水平，使亿万老年人在身心愉快的状况下安度晚年，已逐步引起了全社会的重视。为此此次社会实践不仅注重物质帮扶，更注重相对贫困地区的老年人的心理保健和心理卫生问题的指导和帮助，此项帮扶内容对于让老年人有一个健康的身体和良好的心态具有非常重要的意义。①

3.健康宣教：在各地社区或敬老院开展养老照护的健康宣教。由学院养老师资培训力量备课，以便更好地为各地区老人、家属或是敬老院中的护理员提供专业的健康知识。在活动过程中采用互动交流的方式，以便更好地解答相关健康问题。

4.帮扶结对：在xx县开展帮扶结队计划，为相关家庭带去经济、医疗、健康等支持，为相关机构带去实质帮助，协助当地医疗事业发展。

5.老党员的微党课：针对活动过程中的老党员，充分发挥老党员的思想引领作用，了解老党员的故事，开展与老党员的交流实践活动，录制剪辑微党课视频，讲述当年的"红"事，通过学院微信推送，推广红色文化，弘扬前辈的革命精神，指引后辈的前行。

四、小组活动分工

队长1名：统筹安排整个活动计划与实施、各小组之间的分工与配合，解决小组活动之间遇到的困难，安排培训。

组长4名：带领组员制定小组计划，组织培训，安排分工，协调组员之间的工作安排，联系实践地点。

宣讲员5名：组织头脑风暴会，负责宣教ppt的编写，现场宣讲。

通讯员5名：负责活动的宣传与报道，联系相关媒体。

安全员5名：负责活动中物品采购、人员考勤、安全保障。

调研员5名：负责问卷发放与回收、数据统计与分析。

队员若干：发挥团队成员优势，利用文艺特长编排文艺节目；精心组织设计游戏等。

五、活动成果

1.社会调研报告与论文撰写：通过与老一辈"青年"交流，对改革开

---

① 祝成祥.社会老龄化与老年人心理健康[J].临床心身疾病杂志,2006(6):479-480.

放四十年来家乡发展变化进行总结与宣传，对新时代青年如何继续开放创新发展、建设新时代进行思考和讨论。

2.通过对问卷的统计与分析以及活动过程中的工作总结，了解老人及家属等对现有养老志愿服务的满意度及建议，在学院养老志愿模式的基础上能够探索出更好的养老照护志愿服务形式，以更好地服务社会。

六、实施监督

1.志愿者督导

（1）团队志愿者实践活动严格遵循xx服务总队管理办法和xx管理制度。

（2）为保障每位志愿者的安全，首先在培训中通过相关课程的安排提高志愿者自我安全意识，其次在每次志愿活动中为志愿者买好相应的保险。

2.项目督导

（1）各地区实践活动结束后召开志愿活动工作分析会，汇总服务对象意见建议，查找不足，提升服务质量和水平。

（2）详细记录实践活动情况，每次活动完成之后，由服务对象填写相关表格进行反馈。

3.风险管理

（1）开展初期，老人对于志愿者的服务有抵触心理。

应对方案：首先，社区方面先与老人做好相关沟通，宣传好此次志愿活动；其次，志愿者在进行志愿活动时做好解释，说明目的，在服务的同时，给老人们带去一些小礼物，能够让老人们消除抵触心理。

（2）活动开展过程中，出于对老人安全问题的考虑，一些活动内容会受到限制，活动形式可能会相对单一。

应对方案：拓展其他适合老人的活动项目，降低活动风险。

第三节　团队的激励与奖励

※

一、团队的激励

激励（Incentives）是组织通过设计适当的外部奖酬形式和工作环境，以一定的行为规范和惩罚性措施，借助信息沟通，来激发、引导、保持和规范组织成员的行为，以有效地实现组织及其个人目标。

（一）物质激励与精神激励

无私奉献的精神奖励是志愿者参加活动的一个重要因素，但过于强调奉献而忽略物质激励会对志愿者造成精神、生理上的压力，从而使其放弃再次参与志愿服务的想法。因此，在团队管理过程中，要正视两种激励类型的重要性。

（二）正激励与负激励

正激励是在志愿服务的过程中，当志愿者的行为符合需要时，通过奖赏的方式来鼓励这种行为；负激励就是当志愿者的行为不符合规范时，通过制裁的方式来抑制这种行为，以达到减少或消除这种行为的目的。同时，这也要求志愿团队在活动前，要制定科学合理的绩效考核体系，以免影响激励的效果。

（三）内激励和外激励

内激励是源自志愿者内心的激励，是志愿活动本身所带来的激励；外激励是指由各种报酬所引起的激励，是在志愿活动完成后获得报酬的满足感。外激励带来的积极性是暂时的，所以团队的管理者要不断地提高内激励在活动过程中的影响。

☞ *实例分享4-2*

某志愿服务团队时长积分激励机制办法

为了进一步调动志愿者参与志愿服务的主动性，激发志愿服务热情，某志愿者团队实施志愿积分兑换计划，主要遵循以精神嘉许为主、物质嘉许为辅的嘉许原则对志愿者予以回馈。现结合实际，制定相关志愿服务时长积分激励机制办法。

一、精神激励制度

志愿者注册认定后，志愿者服务分别累计达到200小时、400小时、600小时、1000小时和1500小时的志愿者，可依次被评为一至五星级志愿者。根据实际情况，鼓励一些项目投资方向星级志愿者赠阅报纸、赠送公交优惠卡、体育场馆优惠使用卡、享受免费体检等。星级志愿者还可享受一定的社会服务，如对生活困难、遭受重大意外的优秀志愿者，组织动员社会力量，给予相应的生活照顾和物质帮扶；志愿者可以依据个人志愿服务时长兑换志愿服务或社区养老机构的爱心服务。同时，团队还将利用报纸、广播、电视、电台、网络等各种社会媒介，树立宣传志愿服务先进典型。同时，积极组织开展"十佳志愿者""志愿者积极分子"的评选，表彰奖励优秀志愿者，通过以奖代补的方式给予必要的物质或资金支持。另外，邀请优秀志愿者代表参加重大庆典活动，组织优秀志愿者走进基层巡讲、巡演。

二、积分制度

对志愿者的志愿服务时长进行量化积分，所得积分累计额可兑换相应的物资，推动志愿服务事业形成良性循环。

三、试用范围基本条件

填写完《志愿者申请表》登记在册的志愿者。

四、统计方式

以年为单位，由各服务站点统计服务时长为准，服务时长满50小时以上，可以兑换不同等次的奖励。服务时长分六个档次，即50~100、101~150、151~200、201~250、251~300及300以上。第一档每小时可兑换3积分；第二档每小时可兑换6积分；第三档每小时可兑换9积分；第四档每小时可兑换12积分；第五档每小时可兑换15积分；第六档每小时可兑换16积分。每积分相当于价值1元钱的物资置换，可在协会公益超市网上商场购买，每年年底积分清零（以政府核算为准）。

五、积分的使用和兑换

志愿者积分可用于购买真实货物，每次交易时须按照积分兑换规则进行兑换支付。具体货物以货物清单和价格为准。

二、团队的奖励

（一）团队奖励的意义

实现自身价值的需求是团队志愿者参与志愿活动的源动力，对志愿者实施有效的奖励是对这种追求自我价值行为的认可和赞许，能够更好地激发出志愿者的这种源动力，使志愿者能够更积极地行动起来。但志愿者由于具有无偿性、自愿性、利他性的三大特性，所以志愿者也同时赋予了流动性和松散性的特性。通过团队奖励，提升志愿者的凝聚力，建立有凝聚力的志愿服务团队，对志愿者进行有效的管理，是志愿组织事半功倍的关键之道。从以上分析可见，对志愿者的管理需要一套科学、合理的奖励机制。

养老照护志愿服务活动中最核心的部分就是志愿者本身，团队奖励可以作为对志愿者参与公益活动行为与精神的肯定，是对志愿者的一种尊重，同时也能够促使更多的人加入志愿服务的行列中来。

（二）团队奖励方式

养老照护志愿服务团队激励的方式有很多种类，包括志愿者的工作保障，志愿者的荣誉表彰，志愿者的人文关怀，申报中央、省、市文明委的表彰等。

养老照护志愿服务团队奖励的出发点是满足组织成员的各种需要，即通过系统设计适当的外部奖酬形式和工作环境，来满足志愿者的外在性需要。因此对养老照护志愿者的奖励方法各异，可采取不同的渠道或明确的方式向志愿者表示感谢及表彰；对服务表现优异的志愿者，应设定明确的标准，加以审核及表彰等。

1. 组织内部奖励

表彰志愿者最重要的一环是将志愿者安排在适合的工作岗位上，令他们一展所长，为其带来无穷的满足和成就感。表彰志愿者的方法可以用不同的方式，一方面除考虑志愿者的需要外，更理想的是能体现出志愿者参与的意义和贡献。因此养老照护志愿服务团队可以定期奖励表现优秀的志愿者，给优秀志愿者颁发荣誉证书；对志愿者给予应有的工作补贴；志愿者活动结束后召开分享会，适当表扬奖励优秀志愿者，给予及时的工作肯定和反馈，增强志愿者的信心。[1]

2. 制定表彰制度

根据志愿者服务时数分别颁发奖章制度（如：金奖：服务时数达100小时；银奖：服务时数达50小时；铜奖：服务时数达30小时）。

根据不同的情况设立不同的表彰奖项，例如：十大杰出志愿者奖、最佳志愿服务策划奖、最佳志愿者组别参与奖等。以评审的方式，挑选表现出色的志愿者或组别，作特定表扬。

鼓励志愿者长期性及进阶性地参与，维持志愿者参与的持续性，鼓励更投入地参与群体性的活动。

3. 购买保险，保护志愿者权益

在志愿服务过程中，最大化考虑保护志愿者的权益，能够让志愿者感受到尊重，体现自身价值，是对志愿者的一种激励。服务期间出现问题、事故，导致志愿者们的财物损失及人身伤害会追究责任。除现行有关政府部门或服务机构购买保险的条例保障外，机构在计划志愿者服务时，应考虑是否为志愿者额外购买人身意外保险，以确保若志愿者于服务期间发生意外，导致财物损失及人身伤害时，可获合理的赔偿。

---

① 张燕红.志愿精神与非营利组织志愿者激励方式探析[J].重庆科技学院学报（社会科学版）,2009(10):95-96.

第四节　团队冲突的管理

※

一、冲突的类型

冲突是两个或两个以上主体基于对客体所期望结果或处置方式互不相容、互相排斥而引起的心理上、行为上的矛盾对立过程，是一种广泛存在的社会现象，它不仅存在于正式组织的各项活动之中，而且存在于人类社会活动的各种形式、各个层面、各个领域和所有主体之中。在人类社会这个系统中，个体和团体相互依存，这种依存关系的性质和范围常常处于限定和重新限定的动态过程之中。由于在团体工作中，各成员的分工、目标、期望、价值观、行为过程等都各有不同，因此团队冲突不可避免。从冲突的性质来看，团队之间的冲突主要可以分为建设性冲突与破坏性冲突。

（一）团队建设性冲突

1. 性质

团队建设性冲突属于良性冲突，冲突双方在完成目标上具有一致性，但采取的手段和方法不同，在这种冲突状态下，会给团队带来新创意和活力，支持团队绩效目标的完成，对于建设性冲突，要加以鼓励和刺激，以树立创新导向。

2. 结果

团队建设性冲突的结果会支持群体目标，提高群体工作绩效，提高决策质量，带动创新和改变，内部的分歧与对抗能激发潜力和才干，是一种有效的激励手段。

3. 特点

团队建设性冲突的特点是团队成员对所要实现的共同目标十分关心，成员彼此间都愿意接受对方提出的有益观点，大家以问题导向为中心，积极探索解决问题的方法，并在这一过程中促进成员之间的沟通。

（二）团队破坏性冲突

1. 性质

团队破坏性冲突属于恶性冲突，冲突双方目标不一致，不利于团队目标的实现，是干扰团队目标顺利实现的障碍。对于破坏性冲突，防范重于治理，在出现团队冲突时，一定要当机立断，阻止破坏性冲突的进展。

2. 结果

团队破坏性冲突的结果会使得团队工作效率降低，容易出现团队人力分散，物力不集中，信息沟通不畅或扭曲事实真相，团队合作力及凝聚力急剧下降，不利于团队的正常、高效运转。

3. 特点

团队破坏性冲突的特点是团队成员分别只对自己的目标关心，彼此不愿意接受对方的观点和意见，很容易造成由问题的单项讨论转向双向的人身攻击，对团队的完整性和团结力会有较大的冲击。

团队中的冲突是一把双刃剑，一般来说，组织内部的团队之间需要适当的建设性冲突，破坏性冲突则应该被减低到最小程度。

二、冲突的处理

（一）冲突处理的必要性

冲突对于团队的工作动力和工作效率都有很强的作用。在养老照护志愿服务团队中，冲突是不可避免的一种关系。破坏性冲突会损害工作绩效、团队氛围以及决策质量，从而降低养老照护服务的水平与质量。冲突处理目的是要让冲突发挥正向积极的功能，通过对冲突的有效管理，转换成建设性冲突，使团队内部达到最佳的冲突状态，从而提高团队的有效性，为服务对象提供最佳的养老照护服务。

（二）冲突处理的关键

由上节可知，冲突分类为建设性冲突和破坏性冲突，研究表明，建设性冲突可使团队成员之间指出对方工作的不足，提高交换意见和彼此学习的频率，可获得比独立工作更高的成效；而破坏性冲突通常会导致人际关系紧张，引发负面情绪，降低工作效率，会对团队绩效产生较大的负面影响。因而，防止团队的破坏性冲突是问题处理的关键。[1]

（三）冲突处理的方法与策略

1.建立有效的沟通和反馈机制

良好的沟通和反馈可以促进信息的交换，增加团队成员彼此的了解，从而体谅并接受他人，减少矛盾的产生。在养老照护志愿服务团队中，成员们应积极有效地沟通，增进成员间的相互理解，可避免团队讨论时的认知冲突转化为情感冲突，良性冲突转化成破坏性冲突。此外，还可采取适当的沟通技巧培训，采用恰当的沟通方式是有效解决冲突的重要因素。研究表明，正式沟通可以减少冲突的产生，而非正式沟通对任务冲突有正向作用。因此，根据不同的冲突选择不同的沟通方式在冲突的处理中尤为重要。

2.增强团队信任

建立起团队信任可有效预防和解决冲突。信任在沟通与冲突的关系中起调节作用，当团队中信任存在时，成员们会更愿意加强互动、交换信息与相互合作。此外，团队成员信任程度越高，在沟通过程中越容易理解彼此的想法，站在对方的角度思考问题，更有利于冲突的解决。

3.建立开放性的团队制度

团队制度是约束成员行为的准则，是维护团队和谐关系必不可少的条件之一，有利于避免破坏性冲突产生，实现团队共同目标。在养老照护团队中，开放性的团队制度（通过团队公开讨论）可以鼓励团队成员自由

---

① 万涛,赵源.团队领导在冲突及冲突管理中的作用研究[J].科技管理研究,2012(21):140-143.

发表自己的观点，表达自己的担忧和意见，而不用担心人际矛盾的产生，这可以增加团队的良性冲突，从而更有利于团队在较好的范围内完成共同目标。

4. 采取合理的冲突管理策略

（1）回避策略

在团队合作中，比较容易出现的是团队成员之间的人际矛盾问题，当人际矛盾尚未爆发出来时，可采取回避策略，避免问题扩大化。但这是暂时性的策略，无法从根本上解决问题，等到矛盾积累到一定程度时，这种策略就会失效。[1]

（2）协商策略

当团队在运用回避策略失效时，可由冲突双方通过谈判、协商来解决彼此间的冲突。协商时双方应开诚布公，互相包容，共同寻找合适的解决途径。

（3）调解、仲裁策略

当冲突程度加深时，可请调解专家来进行沟通，以缓和团队成员的人际关系、调解冲突，或者可以请仲裁机构进行仲裁。如果冲突是不可调和的，则可将团队相关成员暂时地调离这个团队，调整团队成员组成，以避免矛盾激化，影响服务的进展。

☞ 导引案例分析

1.首先确定好团队的基本理念与目标，打好团队应有的精神基础。另根据本章中所提到的流程开展组建工作。首先规划好方向及其他各项工作，其次招募人员，确定团队主要人员及不同部门的分工，最后为对志愿者或主要人员的培训工作，提升本团队的整体实力。

2.可采用服务时长分级制，对不同等级的志愿者给予相应的物质或精神肯定。另亦有诸如对学生要求的素质发展分制度，通过志愿服务时长换算成相应的发展分，可作为评定奖学金的依据之一。

① 孙聘依，王萍.团队内部人际关系与团队冲突：影响、模型与策略 [J].经营与管理，2017(10):41-44.

第五章

养老照护志愿服务
——日常生活照护

老年人由于机体功能退化，疾患种类多等原因导致其自我照护能力下降，许多日常照护活动他们无法正常进行，或是照护老年人的亲属缺乏相关照护知识，无法对老年人进行正确的照护。日常生活照护是养老照护志愿服务中最常见的类型，也是当前最主要的服务内容。志愿者不仅可为老年人提供生活照护，还可以为老年人亲属提供相关照护知识。本章主要为养老照护志愿者介绍了现实生活中常用的照护知识和技能。其中，血压、血糖监测为一般类别志愿服务，饮食与营养照护、用药照护、康复训练、排泄照护、皮肤压力性损伤照护技能操作涉及医学专业知识，需由医学专业志愿者进行，一般志愿者需遵循医学专业人士的指导。

72岁的张奶奶患有2型糖尿病、高血压、慢性阻塞性肺疾病（COPD），近日胃部不适，就医后诊断为胃溃疡伴幽门螺旋杆菌感染。张奶奶高血压范围在143~150mmHg，低血压范围在84~93mmHg，服用药物控制血压，平时需要监测血压。张奶奶注射胰岛素进行血糖控制并进行血糖监测。对于张奶奶的胃溃疡伴幽门螺旋杆菌感染医生采用了四联疗法，服药两周。与此同时医生让张奶奶平时在家进行自我肺功能康复，保持和改善呼吸道通畅，做呼吸训练改善呼吸功能，并进行家庭氧疗。

请问：

1.如何帮张奶奶进行日常生活照护？

2.照护中的注意事项有哪些？

第一节　老年人血压的监测

※

一、血压的测量部位

血压指血管内流动着的血液对单位面积血管壁的侧压力（压强），一般所说的血压指动脉血压，志愿者为居家老年人测量的血压一般为无创动脉血压。

测量血压部位一般选择上肢肘窝的肱动脉处，右侧比左侧高10~20mmHg，偏瘫患者在健侧手臂进行测量。若上肢无法测量，可选在下肢腘动脉处测量，下肢血压高于上肢20~40mmHg。

二、测量血压的工具

血压计的种类大致分为三种：水银血压计、电子血压计和气压表式血压计（又称无液血压计或弹簧式血压计）。水银式血压计会受热胀冷缩的影响，平均每半年应校正归零一次，电子血压计平均每年进行校正，可去医院或出售血压计的商店厂家进行校正。

三、高血压分类标准

分级	收缩压 （mmHg）		舒张压 （mmHg）
正常血压	<120	和	<80
正常高值	120～139	和（或）	80～89
高血压	≥140	和（或）	≥90
1级高血压（轻度）	140～159	和（或）	90～99
2级高血压（中度）	160～179	和（或）	100～109
3级高血压（重度）	≥180	和（或）	≥110
单纯收缩期高血压	≥140	和	<90

若收缩压、舒张压分属不同等级，则以较高的分级为准。老年人正常血压一般在正常高值范围内。

👉 工具包5-1

为居家老年人测量血压流程

项目	内容	注意事项
用物	水银血压计、听诊器、记录本、笔。	
操作前准备	评估老年人，了解基础血压、病情、平时用药情况、体位、测量部位、情绪是否稳定、半小时内有无吸烟、半小时内有无剧烈运动、半小时内有无进食冷热饮。	若情绪不稳定，情绪平复后进行测量；若有吸烟、剧烈运动、进食冷热饮，休息15~20分钟再进行测量。
	与老年人沟通时吐字清晰，态度和蔼。	
	检查血压计、听诊器。	听诊器：检查其橡胶管有无老化，传音是否良好；水银血压计，检查其是否在校验期之内、刻度是否清晰，充气后观察水银是否充足，有无断层现象。
	安置老年人舒适体位。	坐位、卧位均可。
操作流程	将用物携至老年人身旁。	
	血压计放于上臂旁，打开血压计垂直放稳，打开水银槽开关。	避免倾倒。
	卷起老年人衣袖，露出手臂，肘部伸直，手掌向上，上臂与心脏呈同一水平。	即让肱动脉与心脏同一水平坐位：平第四肋；仰卧位：平腋中线。
	除尽袖带内空气，将袖带平整地缠于上臂中部，下缘距肘窝2~3cm，松紧以能插入一指为宜。	缠得过松，使得测量的血压值偏高；缠得过紧，使得测量的血压值偏低。

项目	内容	注意事项
操作流程	寻找肱动脉，手心向上，肘窝向上2厘米，上臂内侧，触及肱动脉搏动，将听诊器胸件（即有膜的一面贴皮肤）放在肱动脉搏动最明显的地方，以一手固定，并将听诊器耳件戴好。	避免将听诊器件体塞在袖带下，以免听诊时出现干扰声。固定听诊器时不要将手指放在件体部以防志愿者手指上动脉搏动声音影响测量结果。戴听诊器耳件时，将耳管向外拉，金属耳管向前倾斜，戴于外耳道内。
	关气门，充气至肱动脉搏动消失再升高20~30mmHg。缓慢放气，速度以水银柱下降4mmHg/秒为宜，注意水银柱刻度和肱动脉声音的变化。听诊器出现第一声搏动音时水银柱所指的刻度即为收缩压，搏动音突然变弱或消失时水银柱所指的刻度即为舒张压。	读数时视线保持与水银弯月面同一水平，视线高于水银弯月面，读数偏小；视线低于水银弯月面，读数偏大。
	测量完毕，解开袖带，排尽袖带内余气，拧紧气门，整理好袖带放入盒内，将血压计盒右倾45°，使水银回流槽内，关闭水银槽开关，盖上盒盖，平稳放置。	关闭时右倾45°，是为将水银全部回槽，避免水银溢出。
	帮老人拉好衣袖，安置体位。	
	记录血压值。	记录采用分数式，即收缩压/舒张压mmHg。
注意事项	需要持续观察血压者，要做到定时间、定部位、定体位、定血压计，有助于测定的准确性和对照的可比性。	
	发现血压听不清或异常，应重测。	重测时，待水银柱降至"0"点后再测量。休息片刻后重测，一般连测2~3次，取得平均值。必要时，作双侧对照。

项目	内容	注意事项
注意事项	若老年人上肢不能进行测量，可选择测量下肢腘动脉，让其取俯位、侧位或卧位，但注意避免取屈膝仰卧位。袖带缠绕于大腿下部，其下缘距腘窝3~5厘米，听诊器置腘动脉搏动最明显处，其余操作同肱动脉。	
其他	使用电子血压计测量与水银血压计的异同点： 1.缠绕袖带时，气袋中部对肘窝的肱动脉（多数厂家的血压计的袖带上用箭头标出了这个位置），缠绕部位和松紧程度同水银血压计。 2.电子血压计无须志愿者自行充气，袖带缠绕后直接按开始键，血压计会自行充气、放气进行测量。	

第二节　老年人血糖的监测

※

一、糖尿病及血糖监测概述

糖尿病是一组以高血糖为特征的代谢性疾病。老年人随着身体内分泌系统的老化，现代饮食结构的变化，老年人的糖尿病发病率逐年增高却无法治愈。

血糖监测能为老年糖尿病患者提供血糖控制的信息。血糖监测包括持续葡萄糖监测（CGM）、糖化血红蛋白（HbA1c）和糖化白蛋白（GA）的检测和毛细血管血糖监测。志愿者可以采取老年人手指、脚趾或耳垂处的末梢血进行毛细血管血糖监测。有研究表明血糖监测能增强糖尿病患者对血糖的控制能力，每天血糖监测≥3次的II型糖尿病患者，其糖化血红蛋白水平要比较少进行血糖监测的患者低1%。

二、血糖监测的频率及时间点的选择

血糖控制非常差的老年人应每天监测七段或四段血糖；使用口服降糖药者可每周监测2~4次空腹或餐后2小时血糖；使用胰岛素治疗者可根据胰岛素治疗方案进行相应的血糖监测。志愿者可询问老年人平时测量血糖的时间段来帮助老年人测量血糖。七段血糖的测量时间点：早餐前后、午餐前后、晚餐前后及睡前。四段血糖的测量时间点：早餐前、午餐前、晚餐前和空腹血糖。

1.空腹血糖：指隔夜空腹8小时以上取血测定的血糖值。而中、晚餐前测定的血糖不能叫空腹血糖。

2.餐前血糖：指早、中、晚餐前测定的血糖。

3.餐后2小时血糖：指早、中、晚餐后两小时测定的血糖。

4.睡前血糖：睡觉前，一般为22：00。

5.随机血糖：一天中任意时间测定的血糖。

三、血糖值的界定[1]

（一）血糖值诊断分类

诊断条件	静脉—全血（mmol/L）	毛细血管（mmol/L）	静脉血浆（mmol/L）
正常参考值—空腹	3.9～6.1		
正常参考值—餐后两小时	≤7.8		
糖尿病—空腹	≥6.1	≥6.1	≥7.0
糖尿病—餐后两小时	≥10.0	≥11.1	≥11.1
糖耐量受损—空腹	<6.1	<6.1	<7.0
糖耐量受损—餐后两小时	6.7～10.0	7.8～11.1	7.8～11.1
空腹血糖受损—空腹	5.6～6.1	5.6～6.1	6.1～7.0
空腹血糖受损—餐后两小时	<6.7	<7.8	<7.8

（二）老年人血糖控制范围

对于年轻人应严格要求其血糖控制水平，而对于老年人应适当放宽标准。老年人血糖控制也因人而异，70岁以上无基础疾病的老年人，控制空腹血糖在6～7mmol/L，餐后两小时血糖在8～9mmol/L；70岁以上并有心脑血管疾病时，或者经常出现低血糖的患者，控制空腹血糖在7～9mmol/L，餐后两小时血糖在8～11.1mmol/L之间。老年人血糖波动较大，重点关注低血糖及

① 尤黎明，吴瑛.内科护理学.第5版[M].北京：人民卫生出版社,2012:579-598.

过高血糖，稍微超出正常值且血糖较为稳定者按时监测即可。

四、测量血糖的工具

现在居家测量血糖大都采用的是破损型的血糖仪，即进行有创测量，使用吸血式采血方式进行测量。血糖仪使用一段时间后需要校准，可让老年人到医院复诊时让护士帮忙对血糖仪进行调试，或者与生产厂家联系。每台血糖仪有各自相对应的试纸条，测试前应核对、调整血糖仪显示的代码，使之与试纸条包装盒上的代码相一致。

试纸条的变质会影响测量结果，试纸条会受环境温湿度、化学物质等的影响，要注意妥善保管，将试纸储存在原包装盒内，密封保存，避免阳光直射和潮湿。

末梢采血针常用于手指、耳垂等部位，针内有快速弹起的弹簧，疼痛感较轻，取血成功率高，采血完毕后自动回弹避免针刺伤。

☞ *工具包5-2*

居家老年人测量血糖流程

项目	内容	注意事项
用物	血糖仪、血糖试纸、一次性末梢采血针、75%医用酒精、医用棉签、记录本、笔。	注意调整血糖仪的代码，要与使用的试纸的代码相同。酒精和棉签要选择医用，确保消毒效果。
操作前准备	评估老年人的采血部位，选择合适的采血位置、老年人血糖情况、用药及病情。	
	与老年人沟通时吐字清晰，态度和蔼。	
	检查血糖仪、试纸、医用酒精棉签。	检查血糖仪电量是否充足，以免电量过低影响血糖测量；检查试纸、酒精和棉签包装是否完整，有无破损污漏，是否在有效期内。
	安置老年人舒适体位。	老年人自己测量时取坐位。

（续表）

项目	内容	注意事项
操作流程	将用物携至老年人身旁。	
	用棉签蘸取75%酒精消毒采血部位。	一般选取手指，选取耳垂测量时，消毒耳垂
	将试纸插入血糖仪，待血糖仪提示采血（仪器有语音提示或屏幕上有血滴标识）。	拿试纸时，注意手指不要触碰到采血区。插入试纸时，注意试纸的正反。
	备好干棉签，捏紧老年人指腹，垂直刺入皮肤。	干棉签取出后可夹在手指中。老年人自己测量时，可用大拇指和邻近采血部位的手指捏紧指腹。
	采集自然流出血液至需要量，滴到试纸的采血区。	
	血糖仪平放等待显示数值，用干棉签按住刺破口，等待血糖仪出现数值。	
	告知老年人测量值，并安置舒适体位。	
	整理用物，用流动水洗手，记录所测量时间段及血糖值。	
注意事项	测量血糖是无菌操作，要使用医用棉签蘸取75%的酒精进行消毒，不可使用一般家用棉签。	
	消毒后，需要待干再进行采血，以免残余酒精影响测量结果。待干过程中，消毒面不可触碰其他任何物品。	
	针刺破皮肤后，需待血液自主流出，不要用力挤压周围组织，以免使得伤口组织液影响测量结果。	
	要等血液达到足够量后再吸取血液，若血液量不够，血糖仪无法测得结果。同一片试纸若二次吸血无法获得正确结果，若吸取血液量不够则需要更换试纸。	
	为减轻老年人测量血糖的疼痛感，选择手指测量时不要选择指尖而应该选择指腹进行采血，各个手指轮换进行采血。	

第三节　老年人饮食与营养照护

※

一、老年人饮食与营养的概述

　　老年人通过各种方式从外界摄取食物，经过消化、吸收、代谢，利用食物中对身体所需要的物质来维持生命活动。老年人的饮食营养状况和老年人的健康、疾病及身体康复有很大的关系，合理的饮食与营养可以保持和促进老年人健康。

二、老年人饮食与营养的需求[①]

（一）碳水化合物

　　占总热能的50%~60%，随着年龄的增长，老年人基础代谢率降低，活动减少，所需要的碳水化合物的量也降低。过多摄入碳水化合物会使老年人发胖，诱发其他疾病。

（二）蛋白质

　　占总热能的15%，不应超过20%。以优质蛋白为主，如大豆类、鱼类

---

① 励建安，江钟立．康复医学．第 3 版 [M]．北京：科学出版社,2016:80-82.

等。老年人肝肾功能不佳时，要限制蛋白质摄入。

（三）脂肪

占总热能的20%~30%。老年人膳食中的脂肪不宜过多，同时应减少饱和脂肪酸的摄入。但不能不摄入脂肪，没有脂肪，脂溶性维生素A、维生素D、维生素E和维生素K无法很好地吸收。

（四）无机盐与微量元素

新鲜的瓜果蔬菜中含有丰富的维生素，鼓励老年人多选择蔬菜和水果等食物摄入。但有糖尿病的老年人注意摄入水果中的糖分，不宜食用含糖量高的瓜果。老年人易发生骨质疏松，可适当增加含钙食物的摄入，乳制品中的钙对于老年人来说更易吸收，推荐摄入量1000mg/d；锌是维持和调节老年人免疫功能必需的元素，同时缺锌可降低食欲，可适量补充锌，鱼、牛、羊、香菇等食物中含有锌。

（五）膳食纤维

一种不能被人体吸收的多糖，但其可以帮助通便，吸附致癌物质，促进胆固醇代谢，在维持机体生理功能中发挥着重要作用。老年人由于肠道蠕动减慢，活动减少，更容易发生便秘，须保证蔬菜水果杂粮的摄入量。

（六）水分

老年人若没有特殊需要限水的疾病，每日饮水量保证在1500~1700mL。

☞ 工具包5-3

《中国居民膳食指南（2016）》有关膳食的6条核心推荐

食物多样，谷类为主	建议平均每天摄入12种以上食物，每周25种以上。谷类为主是平衡膳食模式的重要特征，每天摄入谷薯类食物250～400g，其中全谷物和杂豆类50～150g，薯类50～100g，膳食中碳水化合物提供的能量应占总能量的50%以上。
吃动平衡，健康体重	推荐每周应至少进行5日中等强度身体活动，累计150分钟以上；坚持日常身体活动，平均每天主动身体活动6000步；尽量减少久坐时间，每小时起来动一动，动则有益。

（续表）

多吃蔬果、奶类、大豆	提倡餐餐有蔬菜，推荐每天摄入300～500g，深色蔬菜应占1/2。 天天吃水果，推荐每天摄入200～350g的新鲜水果，果汁不能代替鲜果。 吃各种奶制品，摄入量相当于每天液态奶300g。 经常吃豆制品，相当于每天大豆25g以上，适量吃坚果。
适量吃鱼、禽、蛋、瘦肉	推荐每周吃鱼类280～525g，畜禽肉280～525g，蛋类280～350g，平均每天摄入鱼、禽、蛋和瘦肉总量120～200g。
少盐少油、控糖限酒	成人每天食盐不超过6g，每天烹调油25～30g。 推荐每天摄入糖不超过50g，最好控制在25g以下。 建议成年人每天1500～1700ml，提倡饮用白开水和茶水，不喝或少喝含糖饮料。 成人如饮酒，一天饮酒的酒精量男性不超过25g，女性不超过15g。
杜绝浪费、兴新食尚	按需选购食物、按需备餐，提倡分餐不浪费。 选择新鲜卫生的食物和适宜的烹调方式，保障饮食卫生。

三、影响老年人营养摄入的因素

（一）生理因素

1.老年人咀嚼功能下降，老年人牙齿脱落，口腔肌肉群肌力下降，导致进食咀嚼困难。

2.老年人味觉和嗅觉功能下降，导致老年人食欲下降。

3.老年人手臂肌力下降、上肢关节变形或因疾病导致肢体震颤麻痹，无法自主进食。

4.老年人由于青光眼、白内障等疾病视物不清，自主进食困难。

（二）心理因素

1.厌世或孤独。

2.排泄功能异常而又不能自理的老年人，有时顾及照顾者，老年人自己会控制饮食的摄入量。

3.认知障碍的老年人会有异常饮食的现象。

（三）社会因素

1.老年人没有工作，经济来源减少，导致生活困难而减少摄入食物的种类及数量。

2.老年人的社会地位、经济实力、生活环境对其饮食影响很大。生活困难导致可选择的饮食种类、数量的减少；而营养学知识的欠缺可引起偏食或反复食用同一种食物，导致营养失衡；独居老人或者高龄者，即使没有经济方面的困难，在食物的采购或烹饪上也可能会出现问题。

3.价值观对饮食的影响也很重要，老年人觉得自己丧失了劳动能力不能再创造价值，在饮食上极度地限制着自己的需求而影响健康。

四、老年人的饮食照护

（一）协助老年人自主进食

由于体弱、疾病或其他因素导致老年人自我进食能力减弱无法独立自主进食，为尊重老年人自主进食的意愿，志愿者需要适当协助老年人进食，来增加老年人进行自主进食的信心，享受用餐的乐趣。但要注意进食安全，将热的食物放置到适宜的温度；志愿者需提前处理鱼和肉骨头之类的食物，剔除骨头和鱼刺以免老年人卡喉；准备良好的就餐环境及适宜的餐具。

对于视力障碍的老年人，志愿者可按照时钟平面摆放食物，例如6点钟方向放饭碗，碗的右边是筷子，左边是勺子，12点钟方向放汤，3点钟及9点钟方向放菜，然后告知老年人食物的类型及方位。

对于上肢功能障碍的老年人，可让他们使用特殊餐具，比如粗握柄餐具、附带绑带的餐具、双手握柄的杯子等。对于实在无法自行进食的老年人，志愿者可喂食老年人。喂食过程中，志愿者要坐在老年人身边，避免站立喂食给老年人压迫感。每次喂食适量（食物约汤勺三分之一满）、速度适中、温度适宜，以便咀嚼和吞咽，老年人完全吞咽后再喂下一口。轮流喂食饭和菜、固体和液体食物。

（二）鼻饲老年人的照护

老年人由于意识障碍、阿尔兹海默症、吞咽障碍、消化系统疾病或心脑血管意外等原因不能经口进食而需通过鼻饲进行肠外营养。鼻饲是经一侧鼻腔将鼻胃管插入胃内，通过胃管供给患者食物、药物和水分的一种肠外营养的方法。

鼻饲饮食的食物可选择：奶类、豆类及制品；蛋类；肉类要嫩而无筋的瘦肉；蔬菜、水果类；五谷块茎类。固体食物需要打成糊状呈流质状态，蔬菜水果可以打成汁水滤过残渣后进行鼻饲（见工具包5-4）。

☞ 工具包5-4

为老年人进行鼻饲流程

项目	内容	注意事项
用物	毛巾、胶布、橡皮筋、别针、50ml注射器、带有刻度的容器以盛放营养液、温开水、营养液、记录本、笔。	用温度计测量营养液温度，在38~40℃左右，防止营养液温度过高而发生胃黏膜烫伤。
操作前准备	评估老年人，有无义齿，如有应除去；判断鼻腔中有无鼻痂，鼻黏膜有无破损出血；意识状态和病情程度。	
	与老年人沟通时吐字清晰，态度和蔼。	
	安置老年人舒适体位，取坐位或半坐卧位。	取坐位或半坐卧位目的是避免取平卧位，以免食物逆流发生呛咳甚至窒息。

项目	内容	注意事项
操作流程	将用物携至老年人身旁。	
	在下巴下垫毛巾， 验证胃管是否在胃内。	验证胃管是否在胃内有三种方法：1.用注射器抽吸，见有胃液抽出，证实胃管在胃内，无需将透明的胃液抽到注射器内，见有胃液应将其打回胃内有助消化（此法简单易行且安全）； 2.快速用注射器向胃管中注入10ml空气，同时听诊器于剑突下听到气过水声（类似于用吸管朝水中吹气发出的"咕噜"声），证实胃管在胃内； 3.将胃管开口置于盛水的容器中，无气泡溢出，证实胃管在胃内（此方法不推荐使用，若胃管发生移位，有气泡溢出后会发生倒吸而会造成呛咳）。
	用注射器抽取20ml温开水冲洗胃管，再用50ml注射器抽取营养液进行鼻饲，鼻饲完后再抽取20ml温开水冲洗胃管。	
	鼻饲结束后，关闭胃管开口端塞子，用纱布包好，胶布缠紧，再用别针固定于老年人衣襟处。	
	鼻饲结束后，让老年人保持体位30~60分钟。	
	清洗注射器容器晾干备用，记录鼻饲的量和内容物。	

项目	内容	注意事项
注意事项	鼻饲前要确保胃管在胃内才能进行鼻饲。	
	鼻饲的体位要让老年人取坐位或半坐卧位，鼻饲后要保持体位30~60分钟以防发生误吸。	
	每次管喂前都应检查胃残留物的量，若残留量大于先前喂入的50%（或大于100ml），说明胃排空延迟，应暂停鼻饲。	
	鼻饲的顺序：温开水—营养液—温开水。	
	药片需要研碎溶解以后进行鼻饲。	
	管喂量从200ml开始，观察有无不适，若无不适逐渐增加量，每日可达1500~2000ml。但每次鼻饲量不超过250ml，两次喂养间隔时间不少于2小时。	
	在鼻饲过程中，注意随时反折胃管或关闭胃管开口端塞子，防止过多空气进入胃内引起腹胀。	

第四节　老年人用药照护

※

一、老年人药物的整理与保管

老年人由于身体机能下降，患有多种疾病，日常所用药物种类繁多，在保管药物中也会出现许多问题，例如出现包装不完整，药物直接和空气接触导致变质；药物标签不清楚，用药时出现混淆；药物保存不当，例如胰岛素未放入冰箱进行保存等。志愿者可以按照下面的原则和方法来帮助老年人整理和保管药物。

1.可以专门收拾出一个抽屉或者准备一个药箱来放置药物，放置的地方要按照药物保存要求放在冰箱进行保存，高温会使药物有效成分失效或变性；潮湿的环境会使得药物霉变潮解；避免阳光直射，阳光中的紫外线会加速药品的氧化。

2.将常用药物放在一起，不常用药物放在一起，保持包装完整，有些药物例如维生素C、氨茶碱等要密封保存以防药物接触空气氧化失效，若瓶身上有药品详细信息，可以弃除外壳包装进行保存。各类药物要有明确的药名、剂量、用法及有效期标识。

3.定期检查药物的有效期，药物的颜色、性状、气味。若药物过期或变质要及时处理，不应再继续使用。

4.老年人容易忘记服药或者遗漏药物种类，可以为老年人准备一周分类服药盒或智能药盒，志愿者按照服药盒提示为老年人提前放置好药物，来解决老年人错服药、忘服药和漏服药的问题。

二、一般口服药物的注意事项

1.送服药液的溶液选择40～60℃的温开水，不要用茶水、果汁、牛奶送服，以免药物中的成分和这些饮品中的成分结合发生反应，使得药物失去作用甚至变得有害健康。

2.选择适合的服药时间，胃肠道副作用大的药物最好在餐后服用，例如阿莫西林、苯妥英钠、氯丙嗪等；为了增加吸收，充分发挥药效或为了减少药物的不良反应，药物需要在餐中服用，例如降糖药（α-葡萄糖苷酶抑制剂如阿卡波糖，伏格列波糖）、助消化药、大环内酯类抗菌药（胰酶）等；对胃肠道刺激不大、健胃或为了更好发挥药效的药在餐前服药，例如健胃片、降糖药（磺脲类胰岛素促泌剂，胰岛素增敏剂，DPP-4抑制剂）等；有些药物宜在清晨服药，例如硫酸镁等。

3.选择适合的服药方式，有些药物直接用水吞服即可，但有些药物不能直接吞服。缓释片、肠溶片、胶囊吞服时不可嚼碎；硝酸甘油这类舌下含片应放于舌下或两颊黏膜与牙齿之间待其融化；铝碳酸镁片需要嚼碎直接吞服。

4.服药后，对牙齿有腐蚀作用的药物，如酸类和铁剂，应用吸管吸服后漱口以保护牙齿；服用对呼吸道黏膜起安抚作用的药物后不宜立即饮水；某些磺胺类药物经肾脏排出，尿少时易析出结晶堵塞肾小管，服后要多饮水。

三、老年人常用外用药物的注意事项

（一）滴眼剂和眼膏

为老年人滴眼药前志愿者要洗净双手，上药时要避免交叉感染。双眼均需用药者，遵循"先健眼，后病眼；先轻眼，后重眼"的用药原则。使用两种以上滴眼剂者，每两者间的使用需隔开10~15分钟时间。

滴眼剂。为老年人滴眼药时，轻轻分开上下眼睑，将眼药水滴入下眼睑，不要直接滴在眼球上，滴完之后轻轻闭上双眼，然后用手指轻轻按摩几下。操作过程中注意非一次性使用的眼药瓶口不要触碰到老年人的眼部，以免污染，影响使用。

眼膏。用药方法和滴眼剂相似，将眼膏涂进结膜囊的下凹部。用药后轻闭眼，同时轻轻按摩眼球来帮助药物的扩散。

（二）滴耳剂

使老年人耳朵朝上，往后上方轻轻拎起老年人耳朵，使外耳道尽量拉直，将滴耳液对着耳道口，每次滴2~3滴直至需要量。滴药时，非一次性使用的滴耳剂注意不要碰到耳道皮肤，以免管口被细菌污染。滴完药液保持姿势3~5分钟，并用手指轻轻按压耳道口前方的突起3~5次，帮助药液直达患处。治疗完毕后，不要直接掏耳朵，让老年人耳朵朝下，将药液倒出。

（三）滴鼻剂

使用药物前用湿棉签将鼻腔清理干净。头尽量后仰，使鼻腔低于口咽部，可让老年人仰卧在床上并在其肩下垫一软枕或者将头悬垂于床缘外，尽量让鼻孔朝天。将滴鼻液对着鼻腔，可顺着鼻腔壁滴入但注意不要让管口触碰鼻部皮肤和黏膜，以免药液直接进入咽部让老年人有苦涩感，每次滴2~3滴直至需要量，滴药后保持1~2分钟再坐起，保证药物疗效。药液如果意外流入口腔，可让老年人吐出并漱口。

（四）雾化

雾化时嘱咐老年人要做深呼吸，用嘴吸气，在吸气末屏气，让药物更好地沉淀至肺底部，用鼻子呼气。在雾化结束后，注意及时漱口洗脸，减少副作用。及时清洗雾化装置。两次雾化间隔时间不应少于3小时。

☞ **工具包5-5**

为居家老年人注射胰岛素流程[1]

项目	内容	注意事项
用物	医用棉签、75%乙醇、胰岛素笔、胰岛素笔芯、胰岛素针头、食物。	
操作前准备	评估老年人，了解老年人病情、血糖、过敏史、注射部位皮肤情况、合作程度。	注射部位皮肤有无红肿、破损、硬节等，若有异常应避开此部位。
	与老年人沟通时吐字清晰，态度和蔼。	
	安装针头、笔芯、摇匀药液、排尽空气。	排尽空气：将胰岛素笔竖着，排一个单位胰岛素。
	安置老年人舒适体位。	坐位、卧位均可。
操作流程	将用物携至老年人身旁。	
	选择正确的注射部位，胰岛素应注射在脂肪深层或脂肪与肌肉之间，腹部（避开脐周5cm）、上臂外侧、大腿前及外侧、臀部都可以进行注射。常用部位为腹部。	注射部位不可频繁更换，但注射点要每次更换。腹部：离脐5~10cm。
	注重皮肤消毒，使用医用棉签和75%的酒精，以注射点为中心，由内向外环形消毒皮肤，直径≥5cm，消毒后自然晾干。	
	在剂量窗调节剂量，准备注射，用左手拇指、食指或中指呈半球状将局部皮肤捏起，90°垂直注射，直到剂量窗指示为"0"，保持针柄加压状态10秒后再松解压力，停顿2秒拔针，拔针时继续按住推键，直至针头完全拔出。	较瘦老人皮肤45°角进针，避免误入肌肉层。
	帮老人拉好衣服，安置体位。	
	准备协助老年人用餐。	

---

①中国营养学会老年营养分会. 中国老年人膳食指南,2010[M]. 山东：山东美术出版社,2010:169–171.

项目	内容	注意事项
注意事项	要注意用餐时间，一般饭前30分钟注射。	
	胰岛素从冰箱取出需复温，以减轻疼痛及防止皮下局部产生硬结。	
	拔出针头后，用棉签轻压局部，注意不要按摩、不要揉，防止皮下出血。	
	注射后注意观察有无低血糖表现。	低血糖表现：头痛、昏睡、饥饿感明显、视物模糊、出虚汗、口唇麻木、面色苍白。
其他	低血糖处理：出现低血糖应立即吃"糖"，如糖果、蜂蜜、巧克力或葡萄糖片等。	
	胰岛素保存方法 1.未使用的胰岛素：冰箱冷藏保存（2~8℃），不要冰冻，避免日晒或过冷、过热。 2.正在使用的胰岛素：不要储存在冰箱内，常温保存（28℃以内），可使用28天。	

第五节　老年人康复训练

※

一、老年康复的概念及目的

老年康复是指综合协调地应用医学的、教育的、社会的、职业的各种措施，减轻或消除病、伤、残对老年人体格上、精神上、社会上的影响，使其在生理、心理和社会功能方面达到和保持最佳状态，增强自理能力，提高生活质量。老年康复的主要目的是使老年人的心理、生理和社会功能达到或保持一种最佳状态。

老年康复的对象包括有明确残疾的老人，无明确病残但有慢性疾病引起的功能障碍的老年人，无患病也无残疾但有因年老体弱引起的吞咽障碍及视听不清者等。

二、老年康复评估

为老年人进行康复训练前，需先对老年人进行相应的功能评估才能更好地进行康复训练，老年康复评估主要包括运动能力、心肺功能、认知功能、言语能力、日常生活活动能力等。这里主要向志愿者介绍几种简便易操作、实用性较高的康复评估方法。

（一）肌张力评估

肌张力是指肌肉静止松弛状态下的紧张度。正常肌张力是维持身体各种姿势以及正常运动的基础。可用肌张力临床分级进行定量评估（见工具包5-6）。

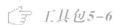 **工具包5-6**

肌张力临床分级

等级	肌张力	标准
0	软瘫	被动活动肢体无反应
1	低张力	被动活动肢体反应减弱
2	正常	被动活动肢体反应正常
3	轻、中度增高	被动活动肢体有阻力反应
4	重度增高	被动活动肢体有持续阻力反应

（二）认知功能评估

简易精神状态量表（mini mental status examination, MMSE）可作为认知障碍的筛查量表（见工具包5-7）。

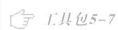 **工具包5-7**

简易精神状态评价量表[1]

项目		积分			
定向力（10分）	今年是哪一年？			1	0
	现在是什么季节？			1	0
	现在是几月份？			1	0
	今天是几号？			1	0
	今天是星期几？			1	0

---

①邓玉华,李言涛."全人全责"居家照护服务指南[M].北京:科学技术文献出版社 2019:111-114.

（续表）

项目		积分					
定向力（10分）	您住在哪个省？					1	0
	您住在哪个县（区）？					1	0
	您住在哪个乡（街道）？					1	0
	我们现在在哪个医院？					1	0
	我们现在在第几层楼？					1	0
记忆力（3分）	告诉您三种东西，我说完后，请您重复一遍并记住（各1分，共3分）			3	2	1	0
注意力和计算力（5分）	100-7=？连续减5次（93、86、79、72、65。各1分，共5分。若错了，但下一个答案正确，只记一次错误）	5	4	3	2	1	0
回忆能力（3分）	现在请您说出我刚才告诉您让您记住的那些东西			3	2	1	0
语言能力（9分）	命名能力 出示手表，问这个是什么东西					1	0
	出示钢笔，问这个是什么东西					1	0
	复述能力 我现在说一句话，请跟我清楚地重复一遍（四十四只石狮子）！					1	0
	阅读能力 （闭上你的眼睛）请您念念这句话，并按上面意思去做！					1	0
	三步命令 我给您一张纸，请您按我说的去做，现在开始："用右手拿着这张纸，用两只手将它对折起来，放在您的左腿上。" （每个动作1分，共3分）			3	2	1	0
	书写能力 要求受试者自己写一句完整的句子					1	0
	结构能力 （出示图案）请您照上面图案画下来！					1	0

　　每项回答正确计1分，错误或不知道计0分。最低0分，最高分为30分。划分是否痴呆与受教育程度有关，因此如果老年人是文盲又小于17分、小学又小于20分、中学以上又小于24分，则有认知功能障碍。

（三）日常生活能力评估

Barthel指数是目前应用最广、研究最多的一种日常生活能力评估方法，其评估方法较为简单（见工具包5-8）。

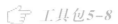 **工具包5-8**

Barthle指数（BI）评定量表[1]

ADL项目	完全独立	需部分帮助	需极大帮助	完全依赖
进食	10	5	0	0
洗澡	5	0	0	0
修饰	5	0	0	0
穿衣	10	5	0	0
控制大便	10	5	0	0
控制小便	10	5	0	0
如厕	10	5	0	0
床椅转移	15	10	5	0
平地行走	15	10	5	0
上下楼梯	10	5	0	0

自理能力分级

自理能力等级	等级划分标准	需要照护程度
重度依赖	总分≤40分	全部需他人照护
中度依赖	总分41~60分	大部分需他人照护
轻度依赖	总分61~99分	少部分需他人照护
无需依赖	总分100分	无需他人照护

---

①励建安，江钟立．康复医学．第3版 [M]．北京：科学出版社，2016:110-111.

第六节　老年人排泄照护

※

一、排泄概述

　　排泄是指机体将新陈代谢的产物和不需要或过剩的物质排出体外的过程，排泄途径以消化道和泌尿道为主，即排便和排尿。正常的排泄是维持生命健康的必要条件。老年人由于生理、心理、精神等因素，常常不能自主进行排泄或者出现排泄异常。老年人常见的排尿异常有尿潴留、尿失禁；常见的排便异常有便秘、粪便嵌塞、排便失禁，同时随着老年人肠道癌症发病率的增高，携带肠造口的老年人随之增多。

二、协助二便异常的老年人进行排泄

（一）协助卧床老年人使用尿壶的照护志愿服务

　　尿壶是难以下床活动老年人排泄经常使用的用物，尿壶作为一种排尿用的容器分为男用尿壶与女用尿壶（使用方法见工具包5-9）。

☞ 工具包5-9

协助卧床老年人使用尿壶流程

项目	内容	注意事项
用物	尿壶、护理垫、卫生纸。	根据老年人性别选择尿壶，如果老年人尿频尿量多也可选择带加长导水管的大容量尿壶。
操作前准备	评估老年人性别；了解老年人有无尿意，意识及配合程度，卧床原因。	如果老年人因为骨折卧床，体位变换时注意骨折部位。
	与老年人沟通时吐字清晰，态度和蔼。	
	排便环境整洁隐蔽，温度适宜。	注意保护老年人隐私。
操作流程	将用物携至老年人身旁。	
	将盖被掀至老年人对侧。	
	协助仰卧老年人双腿屈曲，取出一片护理垫，协助老年人抬臀，将护理垫至臀部。	若老年人身下已有护理垫则无需重复垫。
	协助其解裤带，往下拉裤子。	
	将老年女性双腿呈八字分开，志愿者手持尿壶，将开口边缘贴紧会阴部，用手握住尿壶把手固定，盖好被子。	若为老年男性，志愿者协助其面向自己取侧卧位，双膝弯曲并拢，将阴茎插入尿壶接口。
	老年人结束排尿后，掀开被子，撤去尿壶，擦拭会阴部。	
	协助老年人抬臀并撤去护理垫，为老年人穿好裤子，询问老年人是否还有尿意，整理床单元。	若原有护理垫且没有被污染则不用撤去。
	倾倒尿液，冲洗尿壶；配置浓度为0.2%的84消毒液，将尿壶浸泡消毒；30分钟后，将尿壶捞起晾干。	
	记录老年人尿量和尿液性状。	

（续表）

项目	内容	注意事项
注意事项	应根据老年人性别及使用频率选择合适的尿壶。	
	老年女性使用尿壶时注意将尿壶口紧贴会阴部以防止漏尿，老年男性使用尿壶时，可以侧卧后，将阴茎放入尿壶口。	
	注意排尿过程中保护老年人隐私，为老年人保暖。	
	使用尿壶前在尿壶里放一些水，及时倾倒尿液并清洗消毒尿壶，可减少异味及尿渍附着。	

（二）留置导尿老年人的照护志愿服务

留置导尿是在导尿后将导尿管保留在膀胱内引流出尿液的方法。居家老年人留置导尿的目的主要是为尿失禁或会阴部有伤口的老年人引流尿液，以保持会阴部清洁干燥或为尿失禁老年人进行膀胱训练。留置导尿需根据尿袋种类定期更换尿袋，一般一周更换1~2次。为留置导尿老年人更换尿袋是最常见的照护志愿服务（见工具包5-10）。

☞ **工具包5-10**

为留置导尿老年人更换尿袋流程[1]

项目	内容	注意事项
用物	口罩、手套、碘伏、医用棉签、血管钳、一次性垫巾、无菌纱布、引流袋、别针、标签、笔。	

---

①邓玉华，李言涛．"全人全责"居家照护服务指南 [M]．北京：科学技术文献出版社 2019:78-80.

项目	内容	注意事项
操作前准备	评估老年人，了解其意识及配合程度；会阴部及尿道口皮肤黏膜情况；尿管固定情况；引流是否通畅，管道有无扭曲折叠受压；尿液的量和性状。	
	与老年人沟通时吐字清晰，态度和蔼。	
	环境整洁隐蔽，温度适宜。	
	安置老年人舒适体位。	
操作流程	将用物携至老年人身旁。	
	将盖被掀开一些，露出尿管和引流袋连接的部位，取下固定尿袋的别针。	
	在尿管和引流袋连接的部位垫一次性垫巾，并在垫巾上放两包无菌纱布。	
	志愿者戴手套戴口罩。撕开其中一包纱布，取一块放在尿管旁，取血管钳，用纱布包住尿管以后再用血管钳夹住，夹的位置为尿管开口上端5~7厘米处。	用纱布包住尿管是为了保护尿管，防止其被损坏。
	取一块纱布放在尿管和引流袋连接的部位下面，再取一块纱布包住连接处分离尿管与尿袋，丢入黄色垃圾桶内。	
	碘伏消毒尿管端口及外周约5厘米。	
	取出新的引流袋先把开关关上，放在垫巾上。一手取一块纱布包住尿管端，另外一手拿引流袋，旋紧接口处。	
	松开止血钳，打开引流管上的开关，观察引流情况，引流通畅夹闭开关，妥善固定导尿管。	
	整理用物，脱手套、口罩。标签上标明尿袋更换日期，安置老年人舒适卧位，整理床单位。	

（续表）

项目	内容	注意事项
注意事项	若老年人无特殊疾患，鼓励老年人多喝水，维持尿量2000ml以上，达到自然冲洗尿路的目的。	
	保持引流管通畅，避免尿管受压、扭曲、堵塞。集尿袋高度要低于膀胱高度，避免尿液逆流，引起感染。	
	采用间歇性夹管方式，定时夹闭和开放引流袋开关，使膀胱定时充盈和排空，促进膀胱功能的恢复。	
	预防泌尿系统逆行感染。	为防止泌尿系统逆行感染可采取下列措施： 1.及时倾倒尿液，不要使尿液超过引流袋2/3满。 2.每日进行1~2次会阴擦洗。 3.定期更换导尿管，每周更换1~2次引流袋，注意观察尿液的量、颜色、有无浑浊沉淀，若有条件每周做一次尿常规检验。

（三）协助卧床老年人使用便盆的照护志愿服务

对于需要卧床休养但尚能控制大便的老年人，可以协助他们使用便盆来排大便（见工具包5-11）。

☞ **工具包5-11**

协助卧床老年人使用便盆流程

项目	内容	注意事项
用物	便盆、两张一次性护理垫、卫生纸若干、记录本、笔。	
操作前准备	评估老年人，了解其意识及配合程度、排便规律。	
	与老年人沟通时吐字清晰，态度和蔼。	
	环境整洁隐蔽，温度适宜。	
操作流程	将用物携至老年人身旁，同老年人交流，请求配合操作。	
	将盖被掀至对侧，协助仰卧老年人双腿屈曲，取出一片护理垫，将护理垫卷起一半，一手放在老年人臀部，嘱老年人双脚用力蹬床，协助老年人抬臀，迅速将护理垫垫至臀部。	注意不要硬往老年人身下塞护理垫。
	协助老年人将裤子退至膝部。	
	放置便盆： （1）仰卧位放置便盆法：一手放在老年人臀部，嘱老年人双脚用力蹬床，协助其抬臀，一手将便盆放置在老年人臀下。 （2）侧卧位放置便盆法：一手扶住老年人肩部，一手扶住屈曲的膝盖，使老年人翻身面向自己。将便盆扣于老年人臀部，并协助老年人恢复平卧位。	
	将另外一张护理垫覆盖在老年人会阴部上，以防污湿被服。为老年人盖好盖被。	
	排便结束后将盖被掀至对侧，一手扶住便盆，一手协助老年人面向志愿者方向侧卧，取出便盆放于地上。取卫生纸为老年人擦净肛门。	
	协助老年人平卧，一手扶住老年人臀部，嘱老年人配合抬臀并撤去护理垫。为老年人穿好裤子，安置舒适卧位，盖好盖被，整理床单。	
	及时倾倒粪便，冲洗便盆；配置浓度为0.2%的84消毒液，将便盆浸泡消毒，30分钟后捞起晾干备用。	
	洗手，记录老年人排便的量及性状。	

（续表）

项目	内容	注意事项
注意事项	便盆放置方向为窄口朝向足部。	
	注意保护老年人隐私，创造一个安全舒适的排便环境。	
	放置和撤去便盆时，不可硬拽或硬塞以免损伤皮肤。	
	排便后注意开窗通风，去除不良气味。	

（四）老年人失禁的照护志愿服务

失禁指老年人由于各种原因失去意识控制或不受意识控制不自主地排便和（或）排尿，可分为尿失禁和排便失禁，两者可同时存在。失禁不会直接威胁老年人的生命，但使得老年人生存质量下降，对失禁患者的日常照护主要包含以下几个部分：

1. 保护老年人皮肤

可在床上铺护理垫或是穿着纸尿裤，及时帮老年人更换污湿的护理垫、纸尿裤（见工具包5-12）及衣裤，常用温水清洗老年人会阴部皮肤，以防出现尿疹，若出现尿疹可涂抹鞣酸软膏并及时更换尿不湿，定时翻身，为受压部位减压来防止压疮的发生。

2. 帮助老年人重建排便排尿功能

病情允许的情况下保证足够的液体摄入量，2000~3000ml的液体，可以促进排尿反射，也起到冲洗膀胱的作用，观察排便排尿时间，定时使用便器促进排尿排便功能恢复，指导老年人进行肛门括约肌和骨盆底部肌肉锻炼。

3. 注重老年人心理照护

给老年人安慰鼓励，不能表现出不耐烦，也可为老年人介绍和其情况相似的其他老年人，相互交流，使其减少羞愧感，树立信心。

☞ **工具包5-12**

帮助卧床老年人更换纸尿裤（护理垫）流程

项目	内容	注意事项
用物	成人纸尿裤（护理垫）、水盆、毛巾、热水、卫生纸。	
操作前准备	评估老年人，了解其意识及配合程度、失禁类型、纸尿裤（护理垫）污湿程度。	
	与老年人沟通时吐字清晰，态度和蔼。	
	环境整洁隐蔽，温度适宜。	
操作流程	将用物携至老年人身旁，同老年人交流，请求配合操作。	
	将老年人盖被掀至对侧，两腿稍微分开，解开纸尿裤粘扣，将污染纸尿裤内面对折于臀下。	注意不要硬拉老年人身下的纸尿裤。
	一手扶住老年人肩膀，一手扶住老年人髋部，协助仰卧老年人背向志愿者侧卧。	
	将污染的一次性纸尿裤向侧卧方向折叠。	
	取卫生纸擦拭会阴部，将毛巾浸入温水中，浸湿然后取出拧干擦拭会阴部。	
	将清洁的纸尿裤平铺于老年人臀下。	
	翻转老年人身体呈现平卧位，从一侧扯下污染纸尿裤放入垃圾桶，并整理拉平身下纸尿裤。	
	向上兜起已扯平的纸尿裤的前片，整理纸尿裤大腿内侧边缘至服帖，将前片两翼向两侧拉紧，后片粘扣粘贴于纸尿裤前片粘贴区。	
	为老年人盖好盖被，安置舒适卧位。	
注意事项	护理垫更换方法同纸尿裤，但无需粘贴搭扣。	
	更换纸尿裤（护理垫）过程中不可生拉硬拽，以防损伤老年人皮肤。	
	擦拭会阴部皮肤要动作轻柔。同时观察会阴部皮肤情况有无破损、有无尿疹等。	

（五）老年人造口的照护志愿服务

随着老年人结直肠癌的发病率升高，有永久性肠造口的老年人数量越来越多。肠造口指的是为了治疗某些肠道疾病利用外科手术方式在腹壁上所做的人为开口，并将一段肠管拉出开口外，翻转缝于腹壁，从而形成了肠造口，其作用就是代替原来的会阴部肛门行使排便功能。按造口的解剖位置可分为胃造口、小肠造口（空肠造口、回肠造口）大肠造口（盲肠、升结肠、横结肠、降结肠及乙状结肠造口）。小肠造口排泄不规律，排泄物稀不成形状，结肠造口排泄相对而言比较规律，排泄物成形。有肠造口的老年人在家需要经常需要更换造口袋，志愿者可帮助生活无法自理的老年人更换造口袋。[①]

志愿者戴上手套，露出老人的造口袋及造口，在靠近造口的一侧铺垫巾。用一只手按住皮肤，另一只手小心缓慢地自上而下轻柔地揭除造口袋。先用纸巾折叠，沿着造口一周做环形包裹向上提拉清除污物。再用温水纱布由外而内清洗造口及周围皮肤，若纱布污染严重，要更换清洁的温水纱布继续。保持皮肤的干净和干燥。仔细观察造口情况及造口周围皮肤情况，颜色是否变深、皮肤黏膜是否完整等。用造口测量尺测量造口大小，剪裁造口底盘，修剪大小应超出造口1~2mm，用手指磨滑孔边缘。造口周围皮肤上喷洒造口粉，用棉签抹匀。再在造口周围涂上一圈防漏膏。除去新的底盘粘贴保护纸，把底盘沿着造口紧密地贴在皮肤上，用手从下往上按紧黏胶。造口周围部分黏胶可以反复多次轻柔按压，以确保黏合紧密。

---

① 邓玉华，李言涛．"全人全责"居家照护服务指南 [M]．北京：科学技术文献出版社 2019:8–15.

第七节　老年人皮肤压力性损伤照护

※

一、压力性损伤概述

皮肤是覆盖于人体表面最大的器官，由表皮和真皮组成。健康、完整的皮肤可阻止病原微生物和有害物质的入侵，是机体重要的防御屏障；皮肤表面有汗腺开口，可排出汗液，调节体温；皮肤内含有丰富的神经末梢，有痛觉、温觉、触觉、压力觉等多种感受器，可感受多种刺激。因此，保持皮肤的完整性对于机体功能有重要的意义。

压力性损伤是指皮肤和深部软组织的局部损伤，通常位于骨隆突处，或与医疗设备等相关，其表现为完整的皮肤或开放性溃疡，可能伴有疼痛。压力性损伤是由强烈和/或长期的压力或压力联合剪切力所致。皮下软组织对压力和剪切力的耐受性可能受到微环境、营养、灌注、并发症以及软组织自身状态的影响。

二、压力性损伤的分期

现在最新的压力性损伤分期有六期。1类/期：指压不变白的红斑，局部皮肤完好，出现压之不变白的红斑，常位于骨隆突处；2类/期：部分皮层缺失，表现为浅表的开放性溃疡，创面呈粉红色，无腐肉；3类/期：全皮层缺失，可见皮下脂肪，但骨、肌腱、肌肉并未外露；4类/期：全层组织缺失，并带有骨骼、肌腱或肌肉的暴露；不可分期压疮：深度未知，全层组织缺失，创面基底部覆盖有腐肉（呈黄色、棕褐色、灰色、绿色或者棕色）和/或焦痂（呈棕褐色、棕色或黑色）；深部组织损伤：深度未知，在皮肤完整且褪色的局部区域出现紫色或栗色，或形成充血的水疱，是由于压力和/或剪切力所致皮下软组织受损。

志愿者在照护老年人时主要观察老年人皮肤有无出现1类/期表现，及早做出预防措施并能早期识别压力性损伤的表现，及时采取措施，阻止压力性损伤进展，促进老年人皮肤康复。

三、压力性损伤风险的评估

压力性损伤风险的评估包括风险及风险因素评估和皮肤及组织评估两部分。

1.风险及风险因素评估

2014版指南推荐使用结构化的方法来进行风险评估，结构化是指对所有相关风险因素予以考虑。评估的内容包括：移动/活动能力；皮肤状况（已有压力性损伤进展或再发的风险）；灌注及氧合；营养状况；皮肤潮湿度；其他潜在风险因素：年龄、体温、感官认知、血液学指标及总体健康状况。

2.皮肤及组织评估

完整的皮肤评估是风险筛查制度的组成部分。对于存在压疮风险的患者，尤其在全身情况恶化时，应进行全面的皮肤评估。评估时应特别关注骨隆突处，如骶部、坐骨结节、大转子和足跟等部位（不同体位下的压力性损伤好发部位见工具包5-13）。

评估的要点包括皮肤的颜色、皮温、水肿、疼痛、相对于周围组织硬度的改变。当皮肤表面出现红斑，应鉴别红斑区是否指压不变白。有两种方法：①指压法——将一根手指压在红斑区域共三秒，移开手指后，评估皮肤变白情况；②透明压板法——使用一个透明板，向红斑区域施以均匀压力，受压期间可见透明压板之下的皮肤有变白现象。

☞ 工具包5-13

不同体位下的压疮好发部位

仰卧位	枕骨隆突、肩胛骨、肘、脊椎体隆突处、骶尾部、足跟
侧卧位	耳部、肩峰、肘部、髋部、膝关节的内外侧、内外踝、足外侧缘
俯卧位	面颊部、耳廓、肩部、女性乳房、男性生殖器、髂嵴、膝部、足尖
半坐卧位	枕骨隆突、肩胛骨、肘部、骶尾部、坐骨结节、足跟
坐位	坐骨结节

四、压力性损伤的预防[①]

（一）皮肤照护

每日用温水清洁皮肤，尤其是会阴部皮肤易受到排泄物和潮湿刺激，每次排泄后应及时清洗，保持皮肤清洁干燥。清洗时避免使用刺激性大的碱性肥皂，可用清水或弱酸性的沐浴露，避免用力揉搓擦洗，防止造成皮肤损伤。清洗后的皮肤可适当选用润肤乳，皮肤有较好的柔润性可抵御摩擦力和压力。志愿者可为老年人进行局部皮肤按摩，例如背部按摩（见工具包5-14）。卧床老年人衣物可选择柔软顺滑的丝质面料，减少皮肤摩擦力。衣物被褥定期更换，一旦潮湿要立即更换，保持床铺清洁、干燥、平整。

---

① 王泠.2014版国际《压疮预防和治疗：临床实践指南》解读 [J].中国护理管理,2016,16(05):577-580；徐洪莲，郝建玲.2014版压疮预防和治疗临床实践指南的更新及解读 [J].上海护理,2018,18(06):5-8.

☞ **工具包5-14**

为老年人进行背部按摩流程

项目	内容	注意事项
用物	50%乙醇、大毛巾、小毛巾、温水、水盆、水温计。	
操作前准备	评估老年人，了解其年龄、病情、营养状况、压力性损伤的风险因素、受压处皮肤情况、自行预防及护理的能力以及老年人的认知和心理状况。	
	与老年人沟通时吐字清晰，态度和蔼。	
	按摩的环境安静整洁，温湿度适宜。	
操作流程	将用物携至老年人身旁，与老年人沟通并取得配合。	
	安置体位：协助老年人侧卧，背向照护员，掀起上衣露出背部，脱裤至臀下，掀起盖被搭于病人身上，覆盖大毛巾。	
	擦洗背部：按摩前为老年人清洁皮肤，准备温水，保持水温在50~52℃。将小毛巾蘸温水拧干后呈手套样包裹手掌，先从颈部皮肤开始向下擦洗，然后环形擦洗背部及臀部皮肤，右侧顺时针，左侧逆时针。擦洗过程中注意保暖，结束后再次覆盖大毛巾。	
	背部按摩：将大毛巾置于老年人身下，用手掌大小鱼际蘸取适量50%乙醇溶液，从老年人臀部上方开始，沿脊柱两侧向上按摩至肩部，然后环状动作向下至腰部，重复3次。再用拇指指腹蘸取50%乙醇溶液，由骶尾部开始，沿脊柱按摩至第七颈椎处，同样重复3次。	按摩的力度不可过重。
	恢复体位：按摩结束后，撤去大毛巾，协助老年人整理好衣物，询问老年人感受，安置舒适的体位并整理床单。	
注意事项	操作时动作应当轻柔，根据老年人皮肤状况调整好力度，避免不必要的损伤。	
	应使老年人及家属意识到预防压疮的重要性，指导自行护理的方法。	
	操作过程中注意保暖及保护老年人隐私。	
	鼓励老年人尽早开始康复训练，减少久坐久卧。	

（二）定时翻身、变换体位

对于有一定活动能力的老年人，鼓励他们每1~2小时变换一次体位，避免局部长期受压。对于长期卧床老年人，应协助其进行体位变换。但需注意不要在床单上拖拉老年人，抬高局部后再移动以减少摩擦力，采用正确的翻身和移动技术以及适当的辅助器具如楔形枕等可以使老年人保持体位稳定，保护老年人安全。

（三）减压产品的使用

1. 气垫床

气垫床表面波动起伏，有许多微孔喷射气流，具有通风换气、转移身体受力点的作用。交替式充气床垫可使身体受压部位交替着力，从而延长翻身间隔时间。

2. 体位枕

造型各异的体位枕可以支撑身体不同部位，缓冲局部的压力。

3. 减压敷料

消毒皮肤后，直接将减压敷料贴于有压力性损伤的部位，保持局部湿润环境和适宜温度，防菌防水，调节局部氧张力，预防压力性损伤的发生。注意敷料的尺寸、形状、黏度合适。若预防性敷料破损、移位、松动或过湿，则予以更换。

4. 营养支持

根据老年人情况，为老年人安排高热量、高蛋白饮食，摄入新鲜有营养的食物，可增加机体及皮肤的抵抗力，并注意补充维生素和微量元素。

☞ 导引案例分析

志愿者可帮助张奶奶进行日常血压和血糖监测，推荐老年人在家使用电子血压计，志愿者可将操作流程打印成纸质版，并在现场操作，教会张奶奶如何选择测量位置，绑血压袖带。将测量的血压值与张奶奶平时血压及血压分类标准进行比较，观察血压波动是否过大或血压是否异常，尤其是在调整降压药后，若有异常告知奶奶及时就医。张奶奶在家可以使用血糖仪和匹配的试纸进行毛细血管血糖监测。若发现血糖值过高、过低、波动较大或出现并发症需告知张奶奶及时就医。

张奶奶所用药物种类较多，需进行正确的药物管理。为张奶奶整理出一个专门放置药物的抽屉，可以购买一个智能药盒，设置好服药的时间，将每日都需服用治疗胃溃疡的四联药物按照要求放入盒中，以免漏服错服。将张奶奶没有使用过的胰岛素笔芯放在（2~8℃）的冰箱里冷藏保存，使用过的胰岛素放在阴凉干燥的抽屉里保存。服用胃药期间要坚持服药，不要症状减轻后就停药或者减量。此外一定要忌食辛辣食物，少吃含淀粉类的食物如土豆、芋头等，少食多餐，定时进餐，不要吃硬和不易消化的食物。使用胰岛素需注意：一、要准确用药，核对好胰岛素的名称，使用时注意剂型、剂量及注射时间；二、每天要监测血糖2~4次；三、用胰岛素笔时，注意笔和笔芯要相互匹配，每次注射前确认笔内是否有足够的剂量，胰岛素有无变质；每次注射应更换针头避免感染；四、注射胰岛素30分钟内进食，避免出现低血糖。

协助张奶奶进行肺功能康复训练。平时让张奶奶取坐位或者半坐卧位，这样有利于张奶奶的肺部扩张；指导奶奶进行有效咳嗽，咳嗽前缓慢深吸气，吸气后屏住片刻，用力收腹，快速咳嗽，一次吸气可以连续咳嗽三声；志愿者可以对奶奶进行叩背，叩背时五指并拢，手掌呈空杯状，用手腕的力量，从肺底自下而上、自外而内，避开脊柱及肾区，迅速而有节奏地叩击，约180~200次每分钟，每次叩击的部位要与上一次的部位重叠1/3，力度以老人感到舒适不疼痛为宜，叩背时间为3分钟左右。教奶奶练习腹式呼吸和缩唇呼吸。腹式呼吸有助于扩大肺活量，改善心肺功能，缓解呼吸困难。嘴巴闭紧，用鼻子缓慢地吸气，吸气时肚子慢慢鼓起，胸部不动，同时全身放松，吸气时控制在4~6秒，可以的话屏息1~2秒。呼气时，嘴巴呈"O"形，最大限度地向内收缩腹部，胸部依旧保持不动，使气流从嘴里长长地呼出来，呼气时控制在2~4秒，可以的话也屏息1~2秒。一呼一吸最好掌握在15秒左右，但不是时间越长越好。缩唇呼吸可以增加气道压力，延缓气道塌陷。让张奶奶用鼻吸气2秒，将口唇收拢为吹口哨状，缓慢呼气4~6秒，保持呼吸频率每分钟小于20次。张奶奶在家进行氧疗时要注意是低流量持续吸氧，一般氧流量为1~2L/min，吸氧持续时间>15小时/天；定期更换、清洁氧疗装置。

第六章

养老照护志愿服务
——安全及应急照护

　　我国社会人口老龄化程度加重，老年人的身心健康、生活质量及社会保障等问题日益受到关注。其中，老年人的安全问题依然是不容忽视的重要方面。国内外研究显示，跌倒、烫伤、误吸、走失等事件在老年人群中发生率较高，其不良后果对老年人的生活质量产生很大的负面影响，甚至导致老年人死亡。本章的老年人噎食、误吸、窒息、心脏骤停相关应急照护技能操作涉及医学专业知识，需由医学专业志愿者进行，一般志愿者需遵循医学专业人士的指导。

李大爷，63岁，一年前吃饭时突然口角歪斜，神志不清，右侧肢体不能活动加重，被送往医院急诊，医生诊断为缺血性脑卒中。经积极康复后，现病程稳定，但仍遗留少许后遗症。平时大部分时间卧床，神志清楚，精神差，吞咽困难，右侧肢体灵活性差，在家人帮助下，生活基本能自理。

请问：

1.李大爷目前主要存在哪些安全问题？

2.当发现老年人跌倒，如何处理？

第一节　老年人跌倒

※

跌倒是指突发、不自主的、非故意的体位改变，包括以下两类：从一个平面至另一个平面的跌落和同一平面的跌倒。跌倒除了导致老年人死亡外，还导致大量残疾，并且影响老年人的身心健康。[1]

---

[1] 中华人民共和国卫生部.老年人跌倒干预技术指南[J].中国实用乡村医生杂志,2012,19（8）:1-13.

一、跌倒的原因

（一）环境因素

1.地面杂乱，低置物品过多，路面不平或湿滑，照明不足。

2.厕所的马桶较低，进出浴盆或淋浴间无扶手。

3.门槛过高，台阶破烂、不平整或太窄。

4.椅子太矮或无扶手，过高或低的床，凸出过道的家具。

（二）身体因素

1.神经传导和中枢整合能力明显降低。

2.对比感觉降低、摇摆较大、躯体感觉较差以及应时延长。

3.视力、视觉分辨能力下降，触觉下降。

4.下肢肌力明显下降，肌肉、关节功能减弱。

5.平衡功能损害，步态不稳。

（三）疾病因素

1.某些慢性疾病的病理性改变会引起神经系统功能和骨骼肌肉失调，如关节炎、痴呆、体位性低血压和贫血史都易导致跌倒。

2.肌病综合征、帕金森、外周神经病、脑水肿等。

3.癫痫、颈椎病和心源性晕厥等慢性病急性发作。

4.跌倒也是某些急性病如心肌梗死的非特异性表现。

（四）药物因素

1.镇静催眠药、抗高血压药、降血糖药、利尿药等，有些可使反应变慢，有些可致低血糖、低血压。

2.老年人常同时服用多种药物，进而增加了跌倒的危险性。

（五）心理因素

老年人因丧偶或子女不在身边而独居较多，易郁闷、沮丧、情绪不稳，导致注意力不集中，增加跌倒机会。

二、跌倒的预防

1.坚持参加规律的体育锻炼，增强肌肉力量、协调性和平衡能力等。

2.正确、合理用药，定期监测相应指标。

3.选择适当的辅助工具。

4.衣、裤、鞋不宜过长、过大，宜选择防滑鞋。

5.避免走过陡的楼梯或台阶，上下楼梯、如厕时尽可能使用扶手。

6.尽量慢走，避免携带沉重物品。

7.避免去人多及湿滑的地方。

8.使用交通工具时，应等车辆停稳后再上下。

9.晚上床旁尽量放置小便器。

10.避免在他人看不到的地方独自活动。

11.有视、听或其他感知障碍的老年人应佩戴视力补偿设施、助听器等。

12.适当补充维生素D和钙剂，增强骨骼强度。

13.生活环境的布局尽量符合老年人的生活习惯，室内光线充足，布置无障碍物。居室内及卫生间地面设计应防滑，使用旁边带有扶手的坐厕，提倡坐式淋浴。

14.没有自理能力的老人，需要有专人照顾，如厕时要有人看护。

👉 **实例分享6-1**

跌倒预防十知

1.行动不便、无法自我照顾、视力下降的老人，请家属在旁陪伴协助活动。

2.卧床时拉起床栏，特别是老人躁动不安、意识不清时。

3.下床时缓慢起身，特别是在服用某些特殊药物如降压药、安眠药时。

4.穿上合适尺码的衣裤，以免绊倒。

5.当需要协助时，请及时请求帮助。

6.生活用品放在容易取放的地方，物品收纳于橱柜中，保持走道通畅。

7.保持地面干燥，如地面太湿，及时处理。

8.保持房间灯光明亮。

9.避免睡前饮水过多以致夜间多次起床如厕。

10.高血压患者、高龄老人起床应做到3个30秒：睡醒后30秒再起床，床沿坐30秒再站立，站立后30秒再行走。

三、跌倒的处理

（一）现场自救

老年人跌倒后如果背部着地，可先弯曲双腿，挪动臀部到放有毯子或垫子的椅子或沙发旁，使自己较舒适地平躺，盖上毯子，保持体温，如有可能，尽快拨打电话求助。休息片刻等体力恢复后，尽力使自己向椅子或沙发方向翻转身体，变成俯卧位。双手支撑地面，抬起臀部，弯曲膝关节，尽力使自己面向椅子或沙发跪立，双手扶住椅面。以椅子为支撑，尽力站起来。

（二）现场他救

1.意识不清

立即拨打120，将其头偏向一侧，并清理口、鼻呕吐物（如果没有呕吐物则不用清理），保持呼吸道通畅，如呼吸、心跳停止，要立即进行心肺复苏[1]。

2.意识清楚

询问老人有无头痛，四肢能否活动，有无大小便失禁等症状；查看四肢及关节，如出现骨折，不可随意翻动老人，注意搬运时保护骨折部位；检查均无异常，老人尚可自行站立者，可协助老人缓慢坐起，充分休息恢复体力后方可离开；根据情况，安慰老人，缓解其紧张情绪。

---

[1] 心肺复苏需由经过培训的志愿者进行，一般志愿者需遵循医学专业人士的指导。

第二节　老年人烫伤

※

烫伤是指由热力（高温气体、高温液体、蒸汽等）所引起的组织损伤[1]，主要是指皮肤、黏膜的损伤，严重者伤及皮下组织。

一、烫伤的原因

（一）生理因素

老年人皮肤厚度变薄，毛细血管减少，皮肤的体温调节功能下降；皮肤神经末梢敏感性下降，对疼痛刺激的回避反射减弱，感觉相对迟钝。

（二）病理因素

患有糖尿病周围神经病变、脉管炎、脑血管等疾病的老年人痛温觉减退，沐浴或泡脚时，水温过高容易导致烫伤。

（三）环境因素

老年人黑色素细胞不断减少，对有害射线的抵抗力降低，在阳光下曝晒，皮肤容易晒伤。

---

[1] 徐风光 . 老年人烫伤的原因分析及治疗对策 [J]. 中外医学研究 ,2011,09（5）:74.

（四）治疗因素

使用药物热疗方法不当，如烤灯等热疗仪器的温度设置、距离调节不当，很容易导致老年人治疗部位出现烫伤。

（五）照顾因素

老年人生活自理能力下降，取暖用品、暖水瓶、微波炉、热水、热汤等使用不当，家属或照顾者未及时发现异常情况都容易造成烫伤。

二、烫伤的预防

准确评估老人，告知老人及家属发生烫伤的危险因素和后果，宣传烫伤的预防知识；指导老人及家属正确使用热水袋和取暖设备，患有糖尿病、脉管炎或中风后遗症、长期卧床的老年人尤需特别注意。调节水温时，先开冷水开关，再开热水开关；使用完毕，先关热水开关，再关冷水开关。房内尽量不使用蚊香，必须使用时需用蚊香专用器具且放在安全的地方；食用热汤时温度要适宜，必要时向老年人说明，引起注意。正确使用温疗仪、烤灯等医疗设备，应熟练掌握使用方法，密切监测温度变化，观察治疗部位的局部情况，告知病人和家属不要随意调节仪器。

三、烫伤的临床表现及处理

（一）临床表现

1. Ⅰ度烫伤

只伤及表皮浅层，生发层健在，外观只呈现红斑，无水疱。3~5天愈合，表皮脱落后基底显露红嫩、光滑的上皮。一般不引起全身反应。

2. 浅Ⅱ度烫伤

伤及真皮乳头层，部分生发层健在，有水疱形成，基底红润，渗出多。1~2周愈合，不遗留瘢痕，只有程度不等的色素沉着，数周后可自行恢复。

3. 深Ⅱ度烫伤

伤及真皮深层，有水疱，基底微红或红白相间，渗出较少，有时可见粟粒状红色小点。3~5周愈合，遗留程度不等的瘢痕。

4. Ⅲ度烫伤

伤及全层皮肤，甚至深达皮下脂肪、肌肉或骨骼。局部颜色可有苍白、焦黄或碳化。表面干燥，发凉，无水疱，硬如皮革，知觉丧失。焦痂干燥后可见粗大的血管网。无上皮生长能力，创面修复需靠周围健康上皮向中心长入，创面大则需植皮。

（二）处理

立即去除热源，冷水冲洗烫伤部位30分钟[①]，无法冲洗者可局部冰敷，及时就医。

---

① 祝延峰，崔娜. 烧烫伤的现场急救要点探析 [J]. 按摩与康复医学 ,2012,03（5）:88-89.

第三节　老年人心脏骤停

※

　　心脏骤停是指心脏射血功能的突然终止，大动脉搏动与心音消失，重要器官严重缺血、缺氧，导致生命终止。

一、心脏骤停的原因

（一）心源性因素

　　1.原发性心脏疾患：缺血性心脏病是心脏骤停的最常见原因，如冠心病。此外也可见于心肌炎、心瓣膜病及先天性心脏病等。另有离子通道病，如长QT综合征、Brugada综合征等。

　　2.心外疾患：各种急性窒息、休克、药物中毒、电解质紊乱、麻醉及手术意外等。

（二）非心源性因素

　　1.胸部或腹部手术，机械性刺激气管、肺门、心脏、肠系膜等内脏器官，引起迷走神经反射性兴奋，导致心脏骤停。

　　2.大出血、麻醉意外等致严重缺氧，心肌处于无氧状态，自律性、传导性受抑制，最后发生停搏。

　　3.二氧化碳潴留和酸中毒，抑制心肌的氧化磷酸化过程，从而直接减弱心肌收缩力，导致心跳停止。

4.电解质紊乱，如高血钾、低血钾严重时均可导致心跳停止或心室纤颤。

5.其他如电击、心跳中枢衰竭等。

二、心脏骤停的临床表现

神志丧失；颈动脉搏动消失、心音消失；叹息样呼吸，如不能紧急恢复血液循环，很快呼吸停止；瞳孔散大，对光反射减弱或消失；口唇、四肢、全身皮肤紫绀。

三、心脏骤停的急救[1]

如发现有老年人突然倒地，立即施行心肺复苏（CPR）[2]。轻拍老年人双肩，呼唤老年人，判断老年人有无意识。同时呼叫其他人员共同参与抢救，并拨打120。

让老年人平卧于硬的地面或硬板床上，如床铺不能满足要求，可在身下插入硬板。用食指和中指触摸颈动脉（喉正中处旁开两横指）有无搏动。同时，观察有无呼吸。面部一侧靠近老年人口鼻，感受有无气流，同时观察胸廓有无起伏。进行胸外按压：移开周围物品，打开衣服，暴露胸部，松开裤带，施救者采用站或跪姿紧靠老年人右侧。按压部位：双手两掌根重叠，放于患者胸部两乳头连线中点处，手指上翘，不接触老年人胸壁，手臂垂直不弯曲；按压深度：胸骨下陷5~6cm；按压频率：100~120次/分，每次按压后胸廓充分回弹，避免在按压间隙倚靠在老年人身上，同时看向老年人，有无意识恢复的现象。开放气道：清除口鼻腔分泌物，取下义齿，开放气道。进行人工呼吸：在有简易呼吸器的情况下，使用简易呼吸器给老年人进行人工呼吸，EC手法固定，有氧气的条件下，可将氧气接到简易呼吸器上。若没有简易呼吸器，采用口对口人工呼吸法。打开气道后，捏紧鼻腔，包住嘴

---

① 李小寒,尚少梅.基础护理学.第6版[M].北京:人民卫生出版社,2017:500-504.
② 心肺复苏需由经过培训的志愿者进行，一般志愿者需遵循医学专业人士的指导。

巴给气。每次给气≥1秒，吹气的同时，眼角观察胸部，保证每次胸廓有起伏。呼吸频率10~12次/分钟。按压：人工呼吸=30∶2，按压过程中观察老年人意识恢复情况，一般情况下，每2分钟检查一次脉搏。没有脉搏者，持续心肺复苏，直到专业医务人员到达现场。

☞ *实例分享6-2*

老年人4个急救常识

突发疾病不用慌乱，家有老人更要注意，疾病突发时，除了第一时间拨打急救电话，还要掌握一些急救知识。

一是心脏病"动不得"。

心脏病突发一般有心绞痛和心肌梗死两种情况。如果已确诊为冠心病的老年人发生胸闷、气短或胸部压榨性疼痛等症状时，在急救人员没到之前，先让老人保持一个舒适体位，如半卧位，一定不要乱动。如果有条件，可以让其吸氧。心绞痛病人发病时可舌下含服1片硝酸甘油，一般30秒到1分钟就能见效。如果无效，3~5分钟后可再含服1片，最多3片。

在等待急救车时，如果老人突然倒地，意识不清，面部、四肢抽搐，即可能发生心脏骤停。此时电击除颤是挽救生命的关键措施。

二是脑出血"颠不得"。

患有高血压的老年人，容易发生脑出血，一旦发生，死亡率很高。一开始，老人会出现嘴歪眼斜，说话大舌头。随后，大多会出现突发性昏迷，喷射状呕吐。

等待急救时，可以先让老人侧卧，保持不动，避免呕吐物堵塞气道，千万不要灌药或喝水。为了避免加重脑出血，搬运过程中要尽量少颠簸，最好就近治疗，待病情稳定后再转院。在车辆、担架上时，要保持病人头高位，尽量不要晃动。

三是脑血栓"慢不得"。

缺血性脑中风，俗称脑血栓。发病后的6小时尤其重要，一旦超过6小时，脑组织可能因为缺血时间过长，而发生各种中风后遗症。所以，发现老人有言语不清、肢体轻瘫或发麻的症状，一定要迅速拨打急救电话。

等待救护车时，可以让病人去枕平卧，不要贸然用药。如血压太高，可以吃一些降压药。

四是哮喘"背不得"。

支气管哮喘老人发病时，首先服用平时用来缓解病情的药物，如气喘喷雾剂，同时半坐位吸氧。

如发生心脏性哮喘，发病时血压高，可服用硝酸甘油1片，无效可再服1次。采取坐位，双腿下垂，解开病人衣扣、放松裤带，及时清除口腔痰液。搬运老人时，不要用背的方式，以免引起呼吸、心跳骤停。

第四节　老年人噎食

※

噎食是指进食时，食物误入气管或卡在食管第一狭窄处压迫呼吸道，引起严重呼吸困难甚至窒息，是老年人猝死的常见原因之一。噎食的紧急救援关键在于及时识别诊断，并且分秒必争地就地进行抢救。

一、噎食的原因

（一）生理因素

老年人咽部和食管在生理、形态及功能上发生退行性变化，肌肉变硬萎缩，肌纤维之间结缔组织增生，导致咽腔扩大，食管腔变硬，其伸展性及弹性下降。同时，因老年人对食物刺激不灵敏，兴奋性减弱，感觉和传递信息速度减慢。

（二）疾病因素

据统计，90岁以上老年人都存在脑萎缩现象，并伴有不同程度的精神症状。如受幻觉妄想支配，出现行为紊乱，常常暴饮暴食、抢食等，食物咀嚼不充分即强行快速吞咽，从而导致大块食物堵塞呼吸道。

（三）药物因素

认知障碍老年人服用某些抗精神病药物后，其药物副作用一方面易引起咽喉肌功能失调，抑制吞咽反射，使病人出现吞咽困难；另一方面致使病人产生饥饿感，以及不知饥饱而抢食的精神症状，尤其在集体进食时，易造成急性食道梗阻。

（四）体位因素

年老或行动不便的卧床者，常平卧于床上进食，其食管处于水平位。若进食干燥食物（如馒头、煮鸡蛋）或黏性食物（如汤圆、粽子），吞服时易黏附在喉部引起梗阻。

（五）食物因素

煮鸡蛋、馒头、排骨等水分少，不宜咀嚼，而汤圆、粽子等黏性较强，吞咽时均易引起哽噎。

（六）管理因素

照护人员管理不到位，健康宣教效果欠佳；照护服务执行不到位，对老人发生意外的评估不全面；集中就餐时监管不到位；以及家属不合作，对告知置之不理，不遵守相关制度等。

二、噎食的预防

进餐时不宜急躁，宜细嚼慢咽，并有专人看护；忌食馒头、饼及坚硬、长条、大块的食物，如需进食，可将馒头、饼泡在汤或牛奶中充分软化、硬食切碎煮透等；进食鱼或带骨头的菜时，宜将鱼刺或骨头去除；出现吞咽困难、面肌痉挛等症状者，给予稀软流质或半流质饮食，协助喂食或鼻饲，等症状缓解后，再自行摄食；对抢食和不知饥饱的老人，宜单独、分量分次进食，或由专业照护人员喂食；观察老人的食量、食速等，对暴饮暴食者适当控制，逐步改正其不良的进食习惯；不宜饮酒，不准将吃剩的食物带回病房。

三、噎食的临床表现及处理

（一）临床表现

1.进食时突然不能说话，呼吸困难，面色苍白或青紫。

2.用手乱抓、指口腔或呈"V"字状紧贴于颈前喉部，表情痛苦。

3.如为部分气道阻塞，可出现剧烈咳嗽，并伴有哮鸣音。

4.进食时突然猝倒，烦躁不安，重者可出现大小便失禁、鼻出血、抽搐、昏迷，甚至呼吸心跳停止。

（二）处理[①]

发现老人噎食，拨打120。立即用手抠出口内积存食物。对意识清楚的老人，可鼓励其咳嗽或吐出食物。可用汤匙柄或手指刺激咽喉部催吐或置老人侧卧位，头低45° 并拍击胸背部，协助老人吐出食物。如果老人还是无法吐出异物，可用海姆里克救助法一[②]，它是冲击老年人腹部及膈肌下软组织，产生向上的压力，压迫两肺下部，从而驱使肺部残留气体形成一股气流，长驱直入气管，将堵塞气管、咽喉部的异物去除。要观察老年人的面色。站在窒息老年人的后面，用手臂环抱其腰部。左手握拳，置于老年人的脐和剑突之间，用右手包住左拳。迅速向上向内推压，持续此动作直到异物排出。

[①] 海姆里克急救法需由医学专业志愿者进行，一般志愿者需遵循医学专业人士的指导。

[②][英]圣约翰救护机构，圣安德鲁斯急救协会，英国红十字会.DK急救手册.第2版[M].曾艺，朱玲玲 译.北京：旅游教育出版社,2020:93—96.

第五节　老年人误吸

※

误吸是指进食或非进食时，在吞咽过程中有数量不一的液体或固体食物（甚至包括分泌物或血液等）进入声门以下的呼吸道。轻者仅有一阵呛咳，重者可引起致命性的下呼吸道感染或气道堵塞，甚至发生呼吸衰竭而窒息死亡。

一、误吸的原因

（一）生理因素

老年人食管平滑肌松弛，食管的三个狭窄部消失；胃肠道功能减退，唾液、胃液分泌减少致使胃排空时间延长，易造成反流；会厌功能不全及咳嗽反射减退。

（二）疾病因素

常见疾病因素有颅脑疾病、神经肌肉病变、咽喉及会厌部损伤、呼吸道慢性感染、意识障碍、全身麻醉等。

（三）药物因素

茶碱类、钙拮抗剂、多巴胺等药物在使用后致使平滑肌松弛，气道黏膜对异物清除能力下降，不能及时排出吸入气管的食物或痰液。

127

（四）胃管因素

留置胃管使鼻饲患者原有的消化道生理环境改变，呼吸道和口腔分泌物增加，食管相对关闭不全和进一步减弱咽反射，使胃内容物易反流至口、咽部，从而误吸入肺，或在鼻饲过程中发生呕吐，呕吐物吸入气管导致误吸。

（五）辅助通气因素

气管插管时，呼吸道抵御能力下降、咽喉肌肉萎缩、吞咽功能障碍；机械通气还可增加负压，导致胃内容物反流，易诱发误吸。

二、误吸的预防

（一）一般情况老人误吸预防

及早治疗原发病及伴随症状，如肺部感染病人合理抗感染，慢性胃炎者高度警惕胃酸反流等；选择合适的食物，应以半流质为主，同时注意食物温热适宜；采取合适的进食体位，取坐位或半坐卧位，卧床者应将床头抬高60°；告知老年人进食时不宜说话，细嚼慢咽；出现呛咳应立即停止进食，使其侧卧，鼓励咳嗽，轻叩背部，将食物颗粒咳出；避免使用降低食管下段括约肌压力的药物，如需使用，应仔细观察药物疗效及副作用。

（二）特殊情况老人误吸预防

1. 吞咽障碍

对严重吞咽困难、呛咳、昏迷的危重病人，应尽早给予鼻饲饮食；对可疑吞咽困难或会厌功能不全者，应先做饮水试验，阳性者留置胃管，严格检查胃管位置，妥善固定并贴好标识。对于鼻饲病人，每次鼻饲前均应回抽胃内容物确定胃管是否在胃内及胃残余量，若胃残余量多（一般认为应<100ml），应查明原因，必要时配合使用胃排空药，如多潘立酮等，以降低胃残余量，减少误吸发生。鼻饲时，床头角度抬高至30~35°；鼻饲后，在病情允许的情况下，将床头抬高30~40°或取半卧位维持30~60分钟，防止因体位过低食物逆流发生误吸。

2. 意识障碍

对昏迷老人定时翻身、拍背，及时清除分泌物，保持呼吸道通畅。做好口腔护理，保持口咽部环境卫生，减少口咽部细菌进入呼吸道。

3. 辅助通气

气管插管与气管切开，每4小时监测气囊压力一次；鼻饲前先进行翻身拍背、清理呼吸道分泌物等操作，保持呼吸道通畅，生命体征平稳；人工气道与机械通气刺激口腔和咽喉部的黏液分泌，鼻饲后易致呕吐，故短时间内不宜吸痰。

三、误吸的临床表现及处理

（一）临床表现

1. 气道不完全梗阻

咳嗽或咳嗽无力、喘息、呼吸困难，吸气时可听到高调声音，皮肤、甲床、口唇、面色紫绀。

2. 气道完全梗阻

不能说话、不能咳嗽、不能呼吸、面色青紫，很快发生窒息，失去知觉，呼吸心跳停止。

（二）处理[①]

立即拨打120。迅速用筷子、牙刷、压舌板等物张开口腔，清除口内积食，并用上述物品刺激咽部催吐，同时轻拍老人背部，协助吐出食物。

如老人意识清晰，但不能说话或咳嗽，也没有呼吸运动，采取海姆里克救助法一（见上文）。如老人意识丧失，采取海姆里克救助法二[②]：

让老人平躺在地板上。一手压放在前额上，另一手两指放在下颌处，前推并抬起下颌，使头部后仰，开通气道。用两指搜寻口腔内阻塞气道的异物并将其取出。骑跨在老年人大腿上或在其两边。两掌重叠置于脐和剑突之间，向前、下方推压，反复进行。移动头部，用两指清除口腔内可移动的异物。捏住老年人的鼻子同时向口内吹气，辅助通气。重复上述动作直至气道通畅，一旦实现气道的畅通，立刻检查脉搏，若无脉搏，立即进行心肺复苏，及时就医。

[①] 海姆里克急救法及心肺复苏需由医学专业志愿者进行，一般志愿者需遵循医学专业人士的指导。
[②] [英] 圣约翰救护机构，圣安德鲁斯急救协会，英国红十字会.DK急救手册.第2版[M].曾艺，朱玲玲 译.北京:旅游教育出版社,2020:93-96.

第六节　老年人窒息

※

　　人体的呼吸过程由于某种原因受阻或异常，导致全身各器官组织缺氧，二氧化碳潴留而引起的组织细胞形态结构损伤、代谢障碍和功能紊乱的病理状态称为窒息，是老年人死亡的主要原因之一。

一、窒息的原因

（一）机械性窒息
　　因机械作用引起呼吸障碍，如气道异物，缢、绞、扼颈项部，用物堵塞呼吸孔道，压迫胸腹部以及患急性喉头水肿或食物吸入气管等造成的窒息。

（二）中毒性窒息
　　煤、煤气或其他含碳物质燃烧不完全都会产生一氧化碳，当空气中一氧化碳浓度升高时，所吸入的一氧化碳与血液血红蛋白结合，形成碳氧血红蛋白，造成机体的严重缺氧。

（三）病理性窒息
　　如溺水或肺炎引起的肺呼吸面积的丧失；脑循环障碍引起的中枢性呼吸停止；老年人进食时咳嗽反射动作迟缓等。

二、窒息的预防

检查燃气灶安装是否合理，有无故障，使用方法是否正确；尽量不使用煤炉取暖，如需使用，必须遵守煤炉取暖规则；热水器应与浴池分室而建，并经常检查煤气与热水器连接管线的完好；经常擦拭灶具，使用煤气开关后，应用肥皂洗手，并用流水冲净；使用煤气专用橡胶软管，每半年检查一次管道通路；在厨房内安装排气扇或排油烟机；如入室后闻到煤气味，应迅速打开门窗，并检查有无煤气泄漏或有无煤炉在室内，切勿点火或触动任何电器开关。

👉 *实例分享6-3*

老年人冬季取暖的注意事项

一、定期检查煤气。虽然现在不少家庭开始用电磁炉炒菜，但使用煤气罐的还是居多。

二、定期检查管道、阀门是否有泄漏。老人烧完饭菜应随手把煤气灶和阀门拧紧，以免一时疏忽遗忘。煤气罐到了年限一定要送去检修，防止有残次的钢瓶存放在家里。

三、注意通风。在使用煤气时，一定要打开窗户，保持通风的良好。如果是用老式的燃气热水器洗澡时，门窗也不宜关死，留一条小缝隙。

四、尽量不在室内烧煤炭。包括烧煤炭炉取暖，以及烧炭火锅、烧烤吃东西。如需烧炭，一定要放在可以通风的地方，取暖时注意人与火盆之间保持一定的距离，既能取暖，又不会直接吸入大量的一氧化碳。

五、不留老人独自取暖。老年人年纪大，记忆退化，不一定记得是否有烧炭。加上感官迟钝，即使摄入较多一氧化碳也未必能够觉察出来，因此尽量不要把老人单独留在炭炉旁。

六、睡觉前熄灭一切炭火。曾经发生过很多起这样的惨剧，老人们为了取暖而烧了一盆炭火，结果睡觉前忘了熄灭，以至于在睡梦中不知不觉吸入过量的一氧化碳而中毒身亡。所以在上床之前，一定要把所有可能产生一氧化碳的设备都关闭，熄灭炭火，并且开窗通风。

三、窒息的临床表现及处理

（一）临床表现

煤气中毒时病人最初感觉为头痛、头昏、恶心、呕吐、软弱无力，之后发生抽搐、昏迷，两颊、前胸皮肤及口唇呈樱桃红色，如救治不及时，可很快发生呼吸抑制而死亡。

（二）处理

关断气源，打开门窗，流通空气。尽快让老人离开中毒环境，呼吸新鲜空气，松解衣扣、裤带，注意保暖。呼叫120急救中心，在救护车未来前，如心搏骤停立即进行心肺复苏①。

---

① 心肺复苏需由经过培训的志愿者进行，一般志愿者需遵循医学专业人士的指导。

第七节　老年人走失

※

老人走失日益成为严重的社会问题。据报告，每年全国走失老人约有50万人，平均每天约有1370名老人走失。从年龄上看，65岁以上老人容易走失，比例达到80%以上。

一、走失的原因

（一）病理因素

阿尔兹海默症、大脑神经损伤、精神疾病等老年人记忆力减退、辨识能力差、认知障碍，易发生走失。

（二）环境因素

所处区域设置相似、楼层密集，楼梯、电梯及各种通道繁多，常容易迷失方向；居住地或生活环境改变，对周围环境不熟悉；外出离家较远、时间较长，容易迷路走失。

（三）药物因素

老年人对于某些药物的副反应尤为敏感，某些药物的使用会导致老年人出现定向力障碍。

（四）心理因素

老年人对于自身疾病缺乏正确的认识，容易出现抑郁情绪；某些老年人由于长期受到一些慢性疾病的折磨，也容易对治疗失去信心，从而出现走失情况。

（五）照顾不当

对老年人的评估不到位，对阿尔兹海默症早期症状认知不足，缺乏预见性的安全管理措施，家属及陪护人员缺乏相关的培训。

二、走失的预防

早期预防阿尔兹海默症是防范老人走失的最根本措施，如调节饮食、开展体育运动、增加人际交往等；治疗阿尔兹海默症，延缓症状发生；尽量不让老人独居，外出时由家人或保姆陪同；给老人制作身份卡挂牌，写上基本情况、家人地址、联系电话等；让老人背诵易记的家属的电话号码；采用智能定位器；告诉老人走失后要原地等待；在养老院等老人较多的场所，设置门禁系统；科学设置老人走失的追踪预案，并进行反复演练。

三、走失的处理

采取排除法理清思路，回想最后看到老人的位置，找到最后看见老人的人，找出离走失最近的时间和位置；发动邻居或亲戚找人，在老人最后走失的地点分为四个不同的方向（东南西北）去找；拿着照片咨询；报警，并不局限于"失踪24小时以上才能报警"的规定；利用媒体发布寻找老人信息，如路边广告、电视、广播电台、报纸、网络社交媒体等，让社会上更多的人来参与寻找。

导引案例分析

1.李大爷脑卒中后，经积极康复目前大部分时间卧床，肌力下降，加之遗留少许后遗症，右侧肢体灵活性差，容易发生跌倒。平时神志清楚，但精神差、吞咽困难，容易发生噎食、误吸。

2.首先判断意识状态，若意识不清，立刻拨打120且不要随意搬动，取毛毯或被子给老人保持体温。若意识清晰，询问有无头痛、骨折等，并作相应处理；平卧时尽量将头偏向一侧，防止呕吐时堵塞呼吸道；有外伤出血者立即包扎止血，尽快送往医院；无较大异常且尚可自行站立者，协助其缓慢坐起，观察确认无碍，在家人陪同下前往医院诊治。

第七章

养老照护志愿服务
——心理健康照护

目前，人口老龄化已经成为严峻的社会问题，给国家的经济、社会等各方面的发展造成严重的影响。随着社会经济的发展，第一代独生子女离开家庭外出求学、工作，使得空巢老年人的数量不断增加，而部分老年人无法参与社会活动，自身的心理负担加重，导致老年人的心理健康出现危机，因此改善老年人的心理状况、维护老年人的心理健康至关重要。

李大爷退休半年了，其间他的精神状态每况愈下。李大爷原来是单位的领导，退休后他几乎每天散步都会走到原来的单位，意识到自己已经退休，不再属于这里，情绪非常低落。在家里整天无所事事，一切都显得枯燥乏味。最近李大爷自我感觉身体状况变差，腿脚越来越不灵活，总是怀疑自己得了治不好的病，觉得自己活不了多久了。

请问：

1.您认为李大爷的心理健康状态如何？主要存在哪些心理问题？

2.针对李大爷的情况，该采取什么样的心理维护措施？

第一节　老年人心理健康

※

一、老年人心理健康标准和维护措施

世界卫生组织（WHO）关于健康的定义是指一个人的生理、心理和社会适应均处于完满状态。心理健康是一种心理和社会的良好适应状态，能够以积极的心态和行动维持个体的心理健康，追求自我的和谐和主观幸福感。①老年人作为特殊的群体，面临工作、生活状态的调整和转变，保持心理健康对自身的健康有着重要意义。

（一）老年人心理健康标准②

关于老年人心理健康标准尚存在一些争议。各专家学者从不同的角度探讨心理健康的标准，均有优势与不足。结合以往学者的经验与建议，参考美国心理学家马斯洛和米特尔曼提出的心理健康十标准，可以把老年人心理健康标准概括为十条。

1. 较好地适应老年生活

进入老年，从忙碌的工作岗位上退休，面对工作、生活、社会身份上的变化，部分老年人会感到无所适从，产生失落感；从事体力劳动的老年人由于机体各器官和系统的老化，身体素质不如从前，不再能从事重体力劳动，会产生挫败感，甚至产生抑郁、焦虑情绪。能否从心理上较好地适应生活的转变，是判断老年人心理健康的标准之一。

2. 拥有切合实际的生活目标

进入老年生活，老年人能够根据当前的生活状态制定新的生活目标，目标的制定应该基于当前的家庭条件、经济能力和社会环境，既要符合当前的实际情况，又要有所追求，以免引起心理落差。

3. 具有充分的安全感

安全感是渴望稳定、安全的心理需求。安全感可以来自多方面如家庭环境、工作环境和社会环境等，其中对于老年人，家庭环境对安全感的影响尤其重要。家庭环境和谐、温馨，生活安逸，内心平和，老年人感受到充分的安全感。

4. 保持个性完整，培养生活兴趣

老年人能够保持性格、兴趣、气质、能力等各个心理特性的和谐统

---

① 西英俊,姚怡明,姜长青,等.居民心理健康量表的编制及信效度检验 [J].中国心理卫生杂志,2019,33(6):475-480.

② 韩燚,韩向明.老年人心理健康标准探讨 [A].中国老年学学会.第八届亚洲大洋洲地区老年学和老年医学大会中文论坛讲演暨优秀论文摘要集 [C].中国老年学学会:中国老年学学会,2007:1;张伟新,王港,刘颂.老年心理学概论 [M].南京:南京大学出版社,2015:176-183;许峰.老年人心理健康的标准 [J].中华养生保健,2014(6):6-8;赵旭旦,林梅.浅谈老年人心理健康的维护与促进 [J].科技资讯,2010(11):237.

一，才能对生活充满兴趣和幸福感。老年人可以培养适合自己的生活兴趣，比如书画、跳舞、公益活动等，使老年生活丰富多彩，让自己找到精神寄托。

5.具有一定的自我认识能力，能够容纳自己

进入老年生活，老年人应具备一定的自我认识能力，客观分析自己的能力，做出正确的判断，能够容纳自己。尤其是退休后面临社会地位的变化、经济收入的降低、由照顾者转变成被照顾者，使老年人面临较大的心理压力。老年人只有正确评估自己的能力，容纳、接受自己的变化，才能避免因得不到预期的结果而产生挫败感、失落感和自卑感。

6.具有一定表达和控制自己情绪的能力

情绪是人对客观事物态度的一种反映，主要有喜、怒、哀、乐、惧等心理体验。老年人遇到不良的情绪应及时发泄出去，可以找家人或朋友倾诉，积极将负性情绪排解，避免大喜大悲，过分沉浸在某一情绪中；但又要避免过分发泄情绪，影响到家人或朋友，造成不必要的矛盾冲突。因此，老年人应该具有一定表达和控制情绪的能力，才能保持身心愉快。

7.具有一定的学习能力

社会一直处于不断发展变化之中，老年人要具有一定的学习能力，跟上时代前进的步伐，接受新事物，理解新事物，不断更新原有的知识和经验，与社会相适应，保持良好的心态和完整的人格，才能对生活充满自信和兴趣。

8.与外界环境保持接触，具有良好的人际关系

老年人能够保持与外界环境的不断接触，具有良好的人际沟通能力，保持良好的人际关系，这是老年心理健康的重要标准。与外界环境的接触，一方面可以保持老年人对外界生活的关注和乐趣，另一方面可以及时调整自己的行为以适应当前社会的发展。保持良好的人际关系，与朋友、家人相处融洽，可以帮助老年人获取信息、进行情感交流、丰富老年生活。

9.维持日常行为，适应生活变化

进入老年生活，老年人不必因角色、身份的转变而打破原有的生活节奏。能够保持正常的学习、生活和活动，适应社会环境的变化，使得自己

的行为能够适应社会的发展变化，这是老年人心理健康的又一标准。

10. 在道德和法律的前提下，满足个人基本需要

个人基本需要得到满足，会感觉到幸福感和愉悦感，但基本需要的满足应该在不违背社会道德和法律的前提下。

（二）老年人心理健康的维护措施

心理健康对于老年人适应生活的转变有着重要意义，采取何种措施维持老年人心理健康同样至关重要。

社会生态系统理论认为整个社会环境是一种社会性的生态系统，强调个体与生态系统中各子系统间的互动。①社会生态系统包括微观系统、中观系统以及宏观系统。所谓的微观系统是指处于社会环境中的个人系统；中观系统是指对个人有影响的小规模群体，包括家庭、职业群体和其他社会群体；宏观系统则是指比小规模群体更大一些的社会系统，主要包括社区、组织、社会和文化。依据生态系统理论，以宏观系统、中观系统和微观系统为切入点，从社会、家庭和个人三个方面维护老年人心理健康。

1. 社会层面

政府、社区、医疗单位均应重视老年人的心身健康。政府、社区、医疗单位可以借助宣传媒介，宣传老年人心理健康保健知识，引导老年人及其家人重视老年人心理问题，及时识别老年人存在的心理障碍，进行疏导排解，让老年人保持健康的心态。加强社会关怀，营造良好的社会支持系统，建立各种老年大学、老年活动中心、养老院、康乐中心等福利机构，积极组织老年人参加各种文娱活动，如书画、舞蹈等活动，丰富老年人的生活，维持其对生活的信心和兴趣。

2. 家庭层面

重视家庭在老年人心理健康中的重要作用。家庭是温暖的港湾，为老年人提供温馨和睦的家庭环境对保持老年人的心理健康具有重要意义。老年人及家属应该妥善处理家庭关系，多沟通多理解，减少"代沟"，减少矛盾，互敬互爱，为老年人提供温馨的晚年生活环境。关注老年人的生理及心理需求，支持丧偶老年人再婚，正视老年人的合理需求，使老年人

①[美]查尔斯·H.扎斯特罗（Charles H. Zastrow），卡伦·K.柯斯特-阿什曼（Karen K. Kirst-Ashman）著；师海玲，孙岳等译. 人类行为与社会环境 [M]. 北京：中国人民大学出版社，2006.

晚年不再孤独。为老年人提供良好的衣食住行环境，鼓励老年人参与社会活动。

3. 个人层面

老年人自身应该加强心理健康的维护。老年人应该转变心态，从心理上适应老年生活，为生活制定可行的目标；生活起居有规律，坚持适度锻炼，增强身体素质；保持与社会的外界接触，出去旅游比如爬山、看海，放松身心，开阔眼界；培养自己的兴趣，发挥自己的特长，结交朋友，丰富自己的晚年生活；遇到困难，积极面对，不断调节自己的心理机制，增强维护心理健康的能力。

二、老年人心理健康影响因素

随着老年人生理和心理功能的逐渐老化，他们在面对生活中的负性生活事件时感到有压力，会出现焦虑、自卑、抑郁等不良情绪。国外有学者指出，独居老年人比非独居者体会到更高的孤独感，尤其是丧偶的老年人，由于最佳照顾伴侣的丧失，使得其精神、心理健康状况进一步恶化。[1]国内数据显示，中国老年人中70%有心理障碍，65岁以上的老年自杀者占总自杀人群的19%。城市和农村老年人的心理健康水平较低，尤其是农村老年人的心理健康问题更为严峻。[2]根据中国健康与养老追踪调查（CHARLS），中国有40%的老年人（7400万）有较高程度的抑郁症状。国内一项对9215例老年人的调查显示，空巢老年人抑郁症状的发生率高于非空巢老年人。[3]根据以上数据可以看出，老年人心理健康现况形势严峻，关注老年人心理健康势在必行。因此，探究影响老年人心理健康的因素，对有针对性地采取干预措施减缓老年人严峻的心理问题具有指导意义。根据

---

[1]Barron C R, Foxall M J, Dollen K V, et al. Marital status, social support, and loneliness in visually impaired elderly people[J]. Journal of Advanced Nursing, 2010, 19(2): 272-280; Okun M A, Olding R W, Cohn C M. A meta-analysis of subjective well-being interventions among elders[J]. Psychological Bulletin, 1990, 108(2): 257.

[2] 刘慧玲，田奇恒.社区活动开展视域下老年人心理健康水平提升路径[J].中国老年学杂志,2019,39(14):3571-3576.

[3]Zhai Y, Yi H, Shen W, et al. Association of empty nest with depressive symptom in a Chinese elderly population: A cross-sectional study[J]. Journal of Affective Disorders, 2015, 187: 218-223.

国内外调查结果显示，影响老年人心理健康的因素如下：

（一）社会人口学因素

社会人口学因素如年龄、性别、受教育程度、经济状况、职业、地区等会影响老年人心理健康。[①]

年龄：随着年龄的增长，老年人的心理健康水平会随之降低，低年龄组的老年人心理健康水平优于高年龄组的老年人，尤其是农村老年人的心理健康问题尤为严重。一方面，低年龄组的老年人由于刚退休不久，与外界社会的接触较多，心理自我调节能力较强，心理健康水平较高；另一方面，随着年龄增长，老年人的身体健康状况逐渐下降，生理功能弱化，睡眠、食欲等功能下降，体力下降，对家庭负担加大影响了家庭的平衡，进一步影响着心理健康水平。但也有学者指出，年龄越大，空巢老年人的心理健康水平越好，可能由于老年人由"工作者"逐渐转变为"养老者"，心理状态不适应，难免产生失落情绪，随着年龄增长逐渐会适应，心态逐渐平和。

性别：与男性老年人相比，女性农村老年人的心理健康水平较低，可能与女性"照顾家庭、照顾孩子"的自我定位有关，当孩子长大逐渐离开父母，女性老年人的价值感降低，孤独感增加，造成心理健康水平较低。

受教育程度：老年人受教育程度不同、经济水平不同，其认识水平、自我保健能力和健康行为能力也会有所差异，总体来说，受教育水平越高，经济条件越好，老年人的心理健康状态越好。一项Meta分析显示[②]，从事脑力劳动的老年人心理健康水平优于体力劳动者。脑力劳动的老年人一般都接受过良好的社会教育，具有良好的心态和一定的思维能力，人际交往能力较强，心理健康水平较高；体力劳动者忙于生活劳动，较少重视精神需求和心理健康水平的维护，导致其心理健康状态较差，这与前面受教育水平越高，老年人心理状态越好一致。

[①] 古桔银，周璇，李洁媚，等.广州市空巢老年人心理健康状况及其影响因素[J].广东医学,2015,36(21):3384-3386; 李学龙.农村中老年人生理健康与心理健康状况调查及影响因素分析[D].青岛：青岛大学,2010.

[②] 罗盛，罗莉，张锦，等.中国老年人群心理健康影响因素的Meta分析[J].中国老年学志,2017,37(24):6194-6196.

（二）生理健康因素

随着年龄的增长，老年人机体的各个系统和器官功能逐渐衰老，许多老年人伴随着多种慢性疾病如糖尿病、高血压、脑卒中、皮肤病、肿瘤，成为引发老年人心理健康问题的主要原因。有些患糖尿病的老年人对疾病认识不足，出现过分担忧的心理。部分患肿瘤的老年人会出现怀疑心理，既想了解自己疾病的真实情况，又害怕知道的矛盾心理，面对孤独、疼痛和与亲人分离的恐惧，导致肿瘤患者出现心悸、出汗、失眠、焦虑不安、精神紧张等心理痛苦的情况，尤其是晚期癌症的病人会出现脱离社会的孤寂感。对于农村空巢老年人，由于机体功能的下降，从事体力劳动的能力下降甚至丧失，使得个体出现失落、焦虑、抑郁等情绪。健康满意度高的空巢老年人其心理健康水平高，也说明生理健康是影响老年人心理健康的重要因素。

（三）社会支持因素

社会支持是个体体验到来自正式或非正式社会关系的安慰、帮助或信息，社会支持所提供的帮助可以使个体应对压力的能力提高。[①] 社会支持包括家庭支持、朋友支持和其他支持。家庭支持对老年人的心理健康水平起到至关重要的作用。家庭支持中最重要的支持来自配偶，有配偶的老年人心理健康水平优于无配偶的老年人，一方面有配偶的老年人在遇到问题或困难的时候可以与老伴倾诉，听取老伴的意见或建议，生活中有老伴的照料、陪伴和精神上的支持；另一方面，无配偶的老年人可能经历过丧偶事件，对心理造成一定的打击，失落感、孤独感等消极情绪难以避免。进入晚年后，老年人与外界的接触变少，情感纽带主要是配偶和子女。子女的陪伴和关爱对老年人的心理健康维护非常重要，子女应该多陪伴和关爱老年人，创造和谐的家庭氛围，对老年人的心理健康起到保护作用。朋友的支持作为老年人社会支持的另外一种形式，也是必不可少的，应该鼓励老年人多与外界接触，多与朋友交流，保持自己的生活乐趣，可以维持老年人的心理健康。其他支持如政府、社区等的支持，完善养老机构的基础设施和服务功能可以提高老年人的主观幸福感。因此，政府应加强老年人

---

① 陈玉兰,吴忧,林思勤.成都市中老年人社会支持与养老方式选择调查[J].医学与社会,2016,29(1):65-68.

养老机构、社区养老中心、志愿者服务等建设，定期体检，多举办社会活动，发挥社会力量养老，保证老年人的需求得到满足，维持老年人的心理健康。

（四）老年人的行为习惯

老年人锻炼身体的频次、生活自理能力、生活行为习惯、参加娱乐活动的频率等也会影响老年人的心理健康水平。良好的躯体健康、完全的自理能力不仅是正常生活的前提，也是积极态度和乐观情绪的保障。自理能力对老年人整体健康水平的影响已经被国内外学者证实。郭燕青等[①]对太原市6个城区的318名空巢老人调查显示，具有完全自理能力的空巢老人心理健康水平优于不能自理的空巢老人；每周锻炼次数越多的空巢老人其心理健康状况越好。具有良好生活习惯和高睡眠质量的老年人心理健康状况较好，坚持锻炼身体和良好的睡眠质量可以维持老年人的身体健康，有利于老年人保持良好的心理健康状态。参加娱乐活动有助于老年人丰富晚年生活，参加娱乐活动频率越高，其心理健康水平越高。

（五）养老模式

目前，我国的养老模式主要有居家养老、机构养老和社区养老3种形式。有学者针对居家养老模式和机构养老模式老年人心理状况的比较和分析，结果显示居家养老模式优于机构养老模式。与机构养老相比，居家养老可以为老年人提供家庭的支持，子女与老年人的情感交流和心理沟通较多，让老年人感受到家庭的温暖。也有学者针对3种养老模式做了比较，社区养老模式优于居家养老模式和机构养老模式，社区养老模式弥补居家养老和机构养老的不足，老年人不仅可以在熟悉的环境养老，而且可以得到专业的养老照护，减少老年人的不适感和孤独感，有助于维护老年人的心理健康水平。[②]

[①] 郭燕青,郑晓,潘晓洁,等.空巢老人心理健康状况及影响因素 [J].中国老年学杂志,2017,37(4):967–970.

[②] 邓虹,冯晓薇,黄晓云.不同养老模式对老年人心理健康影响的调查研究 [J].岭南急诊医学杂志,2011,16(6):486–488; 吕林,杨建辉,吕牧轩.不同养老模式对老年人心理健康状况影响调查分析 [J].中国老年学杂志,2011,31(17):3343–3344; 米拉依,唐莉,胡莹.不同养老模式下老年人心理健康状况的比较 [J].成都医学院学报,2016,11(5):631–633.

第二节　老年人常见心理问题照护

※

一、老年抑郁症照护

（一）概述

抑郁症又称为抑郁障碍，主要临床特征是显著而持久的心境低落，是心理障碍的主要类型。老年抑郁症是指60岁以上人群中发生的重度抑郁障碍，是老年期最常见的功能性精神障碍，主要表现为情绪沮丧、痛苦、低落、白责、对生活失去兴趣、睡眠不佳、记忆力下降，严重者出现自杀念头，但部分抑郁症仅以躯体症状或失眠为主要表现，有的抑郁症患者会伴有疑病症状；有些抑郁症患者的症状比较特殊，会出现坐立不安、焦躁不安的感觉。与患有抑郁症的年轻人相比，老年人更少地表现出心情低落，但会更多地表现出易怒、焦虑以及躯体化症状，而且通常在经历重大生活事件后发病（比如配偶的突然去世）。有数据显示，我国有22.6%老年人患有不同程度的抑郁症状，严重影响老年人的情绪、社会功能和生活质量，且是阿尔兹海默症的风险因子。

（二）老年抑郁症状的筛查

很多患了抑郁症的老年人并不容易确诊。因此，对于参与养老照护的志愿者来说，如何识别和护理老年抑郁患者是很有必要的。目前，常见的老年抑郁筛查工具有贝克抑郁自评问卷、流行病研究中心抑郁量表（CES-D）、老年抑郁量表（GDS-5）、抑郁症状量表（SDS）等。[①]有学者提出老年抑郁筛查的"触发"问题，认为没有医学专业背景的照护者或志愿者，可以借助"触发"问题提高抑郁症的筛查水平，具体如下：

老年人在一天中是否出现了行为/功能状态波动等急性改变？

老年人能否辨认人物、时间或地点？

老年人的想法是否具有连贯性、条理性？

印象中，老年人的记忆力如何？

老年人是否有任何抑郁情绪、死亡的想法或自杀的意图？

老年人能否参与访谈？

对于老年人抑郁症状的评定要注意以下4点：

1.早期发现老年人存在的抑郁症状，可以借助"触发"问题提高抑郁症状的筛查率；

2.抑郁症状的筛查需同时进行详细的认知功能评价，识别是否合并痴呆等疾病；

3.对于存在认知功能和沟通问题的老年人，在抑郁症状评定时需结合老年人主要照顾者所提供的信息；

4.抑郁的筛查高敏感性、低特异性的特点，需要有专业的临床心理医师来排除假阳性的患者以避免不必要的医疗干预。

👉 **工具包7-1**

流行病研究中心抑郁量表（CES-D）

本量表共有20道题目，分别评定相应的症状，用于测评一周内症状出现相应情况或感觉的频度，不足一天者为"没有或几乎没有"，1~2天为"少有"，3~4天为"常有"，5~7天为"几乎一直有"，其中1代表"没有或几乎没有"，2代表"少有"，3代表"常有"，4代表"几乎一直有"。

---

① 董超.生物反馈技术对抑郁发作亚临床状态的干预研究[D].四川：成都中医药大学,2012.

项目	没有或几乎没有	少有	常有	几乎一直有
我因一些小事而烦恼	1	2	3	4
我不大想吃东西，我的胃口不好	1	2	3	4
即使家属和朋友帮助我，我仍无法摆脱心中苦闷	1	2		4
我觉得我和一般人一样好	1	2	3	4
我在做事时无法集中自己的注意力	1	2	3	4
我感到情绪低沉	1	2	3	4
我感到做任何事都很费力	1	2	3	4
我觉得前途是有希望的	1	2	3	4
我觉得我的生活是失败的	1	2	3	4
我感到害怕	1	2	3	4
我的睡眠情况不好	1	2	3	4
我感到高兴	1	2	3	4
我比平时说话少	1	2	3	4
我感到孤单	1	2	3	4
我觉得人们对我不太友好	1	2	3	4
我觉得生活很有意思	1	2	3	4
我曾哭泣	1	2	3	4
我感到忧愁	1	2	3	4
我觉得人们不喜欢我	1	2	3	4
我觉得我无法继续我的日常工作	1	2	3	4

计分方法：不足1天者为"没有或几乎没有"，计0分；1~2天"少有"，计1分；3~4天"常有"，计2分；5~7天"几乎一直有"，计3分。将20项得分相加，小于10分无抑郁症状；10~15分出现抑郁状态；20分以上较明显的抑郁状态，建议向专业心理机构进行咨询。应该注意的是，抑郁状态与抑郁症不同，此量表结果仅表明在刚过去的一周的情况。抑郁状态是一种很常见的心理状态，而抑郁症的诊断仍需详细了解诱因、病程、泛化程度等诸多因素。

（三）老年抑郁症患者的照护策略

对于筛查出的患有抑郁症的老年人，养老照护志愿者可以从心理疏导、用药依从性、安全管理、舒适护理、改善家庭环境等方面进行照护。[①]

对患有抑郁症的老年人及其家属进行心理疏导，向其介绍抑郁症的发病原因，让老年人和家属正确认识和对待疾病，让其明白抑郁症是一种普通的疾病。协助老年人和家属找出疾病的应激源，给老年人进行心理安慰，疏导其不良情绪；让老年人和家属积极参与制定改善抑郁症的措施，并帮助老年人及家属获取社会支持，增强其应对心理压力的能力。

药物干预是抑郁症患者的主要治疗手段，养老照护志愿者应该及时评估老年人的用药依从性，及时发现老年患者不愿接受药物治疗、出现藏药或拒绝服药的现象，教会家属督促检查老年患者的用药情况。

自杀观念与行为是老年抑郁症患者最严重且危险的症状，可出现在疾病的充分发展期，也可出现在疾病的早期或者好转期。加强老年患者的安全管理，警惕自杀的发生，密切观察老年人自杀的先兆症状，如失眠、沉默少语、焦虑不安或者心情突然豁然开朗等，及时识别症状，给予心理上的支持；严格管理老年患者居住环境中可能出现的农药、刀具、绳子等物品，对于有强烈自杀企图的老年人要安排专人全天看护，必要时给予约束。

维持抑郁症老人适当的营养、排泄、睡眠、休息活动与个人生活上的照护。减少或避免抑郁症老人独处时间，主动陪伴老人参加娱乐活动，如下棋、跳舞等；为老人创造安静、舒适的睡眠与休息环境，减少日间的睡眠，教会老人及家属促进睡眠的方法，如睡前喝热饮、泡热水澡，避免看兴奋的电视节目等。在老人的能力范围内，鼓励老人参加各种锻炼和社交活动，缓解老人的抑郁症状。

改善家庭环境，对于丧偶的老年人如果条件允许可以考虑再婚，这对缓解老年人的抑郁心理可起到一定的帮助。

---

① 郑小萍. 老年人抑郁症的护理 [J]. 中国冶金工业医学杂志,2011,28(4):495-497.

二、老年孤独感照护

（一）概述

孤独感是一种以持久的内心孤寂为特征的情感性心理障碍，不仅会导致个体的躯体功能下降，而且会引起自杀倾向。它是影响老年人心理健康状态和生活质量的核心要素之一。孤独感在老年人群中是普遍的，老年人的孤独感水平随年代呈上升趋势。中国老年社会追踪调查2014年基线数据显示，24.78%老年人有不同程度的孤独感，独居老年人中严重孤独感的比例高达5.12%。由此可知，国内老年人孤独感的现状不容乐观。

老年人步入晚年生活，社交网络缩小，社会交往的频率降低，获得的社会支持较少，加之许多子女外出工作或寻求发展机会，空巢家庭的出现，都进一步导致老年人出现孤独感。感受到孤独的老年人常会有以下一种或几种体验：感觉自己被所期望融入的群体排斥；感觉周围的人都不爱和不关心自己；与任何人分享自己的观点感受到限制；感觉所在团体的成员对自己淡漠、疏远。孤独感可能会出现在人生的各个阶段，但是老年人由于生活处于逐渐与外界脱离的阶段，其孤独感更为严重。

孤独感作为一种负向情绪情感体验，对老年人的心理健康有着重要影响。孤独感是导致老年人抑郁和认知功能减退的危险因素之一，孤独老人常伴有抑郁表现，孤独感的老人更容易发生认知功能减退；孤独感对老年人的生理健康产生较大的威胁，当孤独和抑郁同时存在时，死亡率会显著增加。由此可见，孤独感严重影响着老年人的心理健康水平。

（二）老年孤独感的筛查

识别老年人的孤独感，及早采取预防措施，对于养老照护志愿者来说，是很重要的一项技能。洛杉矶加利福尼亚（UCLA）孤独量表是评定老年人孤独感常用的调查工具，用于评价由于社会交往的渴望水平与实际水平的差距而产生的孤独感。[①]它包括UCLA-20、UCLA-8版本，均具有良好的信效度，但在中国老年人群使用中需进行条目的调整，如有学者建议将UCLA-8调整为UCLA-6。孤独感问卷（loneliness scale）也可以用于老

---

① 黎芝.UCLA 孤独感量表中文简化版(ULS-8) 的考评及应用研究 [D]. 湖南：中南大学，2012.

年人孤独感的评估，共3个条目，得分越高表明老年人的孤独感越强，已被证实具有良好的信效度。此外，感情与社会孤独量表（Emotional versus Social Loneliness Scale）、情绪—社会孤独问卷（Emotional-social Loneliness Inventory）、Rasch孤独量表等也可以用于老年人孤独感的评定。

在进行孤独感测量时，需要注意以下问题：

1.要明确测量所关注的重点，是针对产生孤独感的人际关系根源，还是孤独感本身的程度和表现，如UCLA量表针对的是产生孤独感的人际关系根源，评价老年人的人际关系质量，在条目中未出现"孤独"一词，而感情与社会孤独量表、情绪—社会孤独量表针对的是孤独感本身的程度和表现。

2.孤独概念的维度界定不同，如Rasch孤独量表将孤独分为情绪特征、剥夺类型、时程类型3个维度，而UCLA孤独量表为单维度量表。

3.进行评定时要明确孤独感的时间特征问题，根据孤独感是一种情绪反应还是一种气质特点，选择不同的评估工具。

☞ 工具包7-2

UCLA孤独量表

下面是老人有时出现的感受，请选择您体会到某一感受的频度，其中1代表"从不"，2代表"很少"，3代表"有时"，4代表"一直"。

缺少别人的陪伴	1	2	3	4
没有人可以寻求帮助	1	2	3	4
我感到被冷落	1	2	3	4
我感到和其他人疏远了	1	2	3	4
我因为很少与别人来往而感到伤心	1	2	3	4
虽然身边有人陪，但没人关心我	1	2	3	4

计分方法：每个条目均采取4级评分，量表总分为6~24分，总分越高表示孤独程度越高。

（三）孤独老人的照护策略

筛查出具有孤独感的老年人，可以从以下几个方面考虑：

1.家庭支持作为一个保护性因素有利于改善老年人的孤独状态，可以鼓励子女多了解父母的生活状态和心理状态，多打电话多沟通，经常探望老年人，为其营造温馨的家庭氛围。[①]

2.积极引导老年人改变认知，减少负性情绪，乐观看待生活；鼓励老年人多与外界接触，增加与朋友聚会交流的机会，建立和谐的人际关系，减轻老年人的孤独感；尤其要关注独身老年人，及时对其进行心理疏导，鼓励并帮助其建立良好稳定的社交关系。[②]

3.鼓励老年人改变不良生活习惯，参加体育锻炼和文娱活动，不仅可以锻炼身体素质，还可以释放负性情绪，帮助缓解孤独感；教会老年人促进睡眠的措施如睡前泡脚、喝热牛奶，保证老年人良好的睡眠质量，可以缓解孤独感。

4.社区可以定期组织各种活动，让老年人参与进来，增加老年人的生活乐趣，尤其是具有相似经历的老年人共同参加活动，可以增加老年人之间的凝聚力，获得更多的社会支持。[③]

5.加大政府调控，推进医养结合，完善机构管理，优化资源配置，将医疗、护理、生活照料、康复以及临终关怀等整合，提供一体化的服务，满足老年人养老的需求；扩大养老机构的规模，并合理调控收费标准，减轻老年人的生活压力；提升老年人居住的生活环境和社会环境，拓展户外活动场所，搭建老年人与外界交流的平台。

---

① 任美玲，刘早玲，师茂林，等.新疆石河子垦区老年人孤独感水平及影响因素 [J]. 职业与健康，2018, 34(22):85–88.

② 潘静宜，黄晓洁，管娅琦，等.浙江省养老机构老年人孤独状况与社会网络的关系研究 [J]. 护理与康复,2018(8):19–23；陈长香，张皓妍，张敏，等.高龄老人生活态度对孤独情绪的影响 [J]. 中国老年学杂志,2019,39(03):173–176.

③ 张晓曼，鱼莉军，顾静，等.养老机构生活自理老年人负性情绪的质性研究 [J]. 护理学杂志,2018,33(21):81–83.

三、老年焦虑症照护

（一）概述

老年群体面临身体器官功能的衰退、慢性疾病的困扰，对社会环境的适应能力减弱，逐渐引发心理问题。老年焦虑症是一种发生在老年期，表现为与现实处境不相称的、没有明确对象和具体内容的担心和恐惧，并伴有显著的植物性神经症状、肌肉紧张和运动不安等特征的神经症性障碍。老年焦虑症是老年人常见的心理障碍。有数据显示，我国有22.11%的老年人伴随着焦虑症状，确诊焦虑的老年人达7%，且焦虑症状和抑郁症状多同时存在。[①]焦虑症限制老年人的日常活动，影响老年人的生活质量，降低其主观幸福感，严重者甚至会转化为抑郁症、强迫症、恐惧症等精神疾病。老年焦虑症常存在客观的诱发因素如对生活环境改变的不适应、对死亡的恐惧，而且老年人常伴有各种慢性疾病并服用多种药物，这些在一定程度上加重了老年人的焦虑症状。老年焦虑症患者常表现出焦虑、恐惧、紧张不安的情绪，坐立不安、提心吊胆、心烦意乱，对外界事物失去兴趣。严重时伴有恐惧情绪，对外界刺激易出现惊恐反应，伴有入睡困难、易惊醒、做噩梦等睡眠障碍，出现面色潮红、出汗、肌肉跳动、四肢发麻、眩晕、食欲不振、尿频等自主神经症状。[②]应注意区分老年人正常的焦虑情绪和病理性焦虑，若焦虑程度与客观事实、处境明显不符合或持续时间过长，则可能为病理性焦虑。

（二）老年焦虑症状的筛查

对于参与照护的志愿者而言，早期发现老年人的焦虑症对老年人心理健康的维护至关重要。目前，老年焦虑症的测评工具有焦虑自评量表（SAS）、广泛性焦虑障碍量表（GAD-7）、老年焦虑量表（GAI）、医院焦虑和抑郁量表、简短焦虑筛查测验等工具进行筛查。[③]简短焦虑筛查测验包括7个条目，测量老年人在生活中出现焦虑症状的频率，采用"没

---

① 唐丹，王大华. 社区老年人焦虑水平及影响因素 [J]. 心理与行为研究，2014,12(1):52-57.

② 陈新国，周长甫，刘杨，等. 老年焦虑及其临床干预措施探究 [J]. 心理技术与应用，2014(5):41-44.

③ 何筱衍，李春波，钱洁，等. 广泛性焦虑量表在综合性医院的信度和效度研究 [J]. 上海精神医学，2010,22(4):200-203；彭磊. 家庭医生制服务工作模式下的老年轻度焦虑症心理干预研究 [J]. 现代诊断与治疗，2018,29(17):154-155.

有""有几天这样""一半以上时间这样""几乎天天这样"四分制评分。若老年人同时具有焦虑和抑郁症状，可以选用医院焦虑和抑郁量表进行测评。有学者认为针对成年人的焦虑测评工具对老年人进行测量时可能存在问题，澳大利亚学者Pachana编制了老年焦虑量表（GAI），由我国学者唐丹等进行本土化，证实在老年人群具有良好的信效度。该量表包括20个条目，测量老年人近一周以来的感受，以"是"和"否"作答，总分0~20分，得分越高焦虑症状越严重。

对老年人进行焦虑测评时，认知功能障碍对于自评结果的准确性可能存在影响，影响焦虑症状评定的准确性，因此，对于怀疑有认知功能障碍的老年人需进行认知功能的评定，针对认知功能评定结果选择合适的焦虑测评工具。应当注意的是，照顾者应该持续关注老年人的焦虑症状，尤其是焦虑评定得分较差时，比如简短焦虑筛查测验低于22分，老年焦虑量表评分低于8分者。

👉 **工具包7-3**

广泛性焦虑障碍量表（GAD-7）

根据您过去两周的情况，请选择最符合您的选项。

项目	完全不会	好几天	超过一周	几乎每天
感觉紧张、焦虑或急切	0	1	2	3
不能够停止或控制担忧	0	1	2	3
对各种各样的事情担忧过多	0	1	2	3
很难放松下来	0	1	2	3
由于不安而无法静坐	0	1	2	3
变得容易烦恼或急躁	0	1	2	3
感到似乎将有可怕的事情发生而害怕	0	1	2	3

计分方法：每个条目0~3分，总分为7个条目分值相加，总分值范围0~21分，其中得分0~4分，表示没有焦虑症状，5~9分表示有轻度焦虑症状，10~14分表示有中度焦虑症状，15~21分表示有重度焦虑症状。

（三）老年焦虑症患者的维护策略

对于老年焦虑症患者建议从以下几个方面进行照护：

1.积极疏导老年人的不良情绪，帮助老年人表达内心的感受，耐心倾听老年人的诉求，尊重老年人的应对方式，了解其焦虑产生的相关因素，帮助老年人宣泄不良情绪，克服不良的应对方式。

2.根据老年人不同的生活习惯、文化背景采取合理应对方式如松弛疗法、亲情干预等减轻老年人的焦虑。

3.帮助老年人参加工娱活动和体育锻炼，加强其与社会的接触，发挥老年人社会支持系统的积极作用，提高心理调节能力，减轻焦虑症状。

四、临终老年人照护[①]

（一）概述

临终关怀是为老年人及家属提供生理、心理、社会、精神等方面的全面支持与照护，追求生活品质，提高生活质量。为临终老年人提供照护在于有效控制焦虑、抑郁、恐惧等负性情绪，促进临终老年人的心理健康，使其能够平静地走完人生的最后时光，使老年人"活得尊严，死时安逸"。

（二）临终老年人的照护策略

在进行临终老年人的照护时可以从以下几方面考虑：

1.做到"积极关怀"，主动了解老年人的心理需求，及时评估老年人的心理反应；临终老年人的心理分期主要包括六个心理反应阶段：回避期、否认期、愤怒期、讨价还价期、抑郁期、接受期，处于不同心理反应阶段的老年人可能表现为不同的情绪反应，照护者要做到不带有偏见，尊重老年人心理反应的独特性，帮助老年人进行心理疏导和情绪支持，从对死亡的恐惧中解脱出来，建立良好的心理和情绪状态。

2.尊重老年人的知情权，照护者和家属可以一起制定告知计划，列出需告知老年人的情况、分几个阶段告知、每个阶段告知的内容，可以选择

---

① 李菲菲.居家养老之心理健康 [M].北京：北京科学技术出版社,2016:63–67；江苏省红十字会.养老照护 100 问 [M].南京：东南大学出版社,2018:94–100.

一个安全的、能够接纳的氛围内讨论即将到来的死亡；帮助老年人进行生命回顾，缅怀往事，倾听老年人分享自己的生活经历，探讨人生的意义、收获、经验，获取心理的安慰与平静。

3.加强心理支持，鼓励家属陪伴。家庭是临终老年人最重要的依靠，家人是临终老年人的精神支柱。鼓励家属多陪伴临终老年人，使老年人在心理上获得安慰，减轻孤独感；鼓励老年人的家属，让老年人以前的同事、朋友前来探视，让老年人了解周围的情况，让老年人体会生存的价值，帮助临终老年人保持心理平衡，平静地度过最后的晚年生活。

4.在日常生活照护方面，要保护老年人的安全，更要注意保护老年人的隐私，尊重老年人的生理需求，要做到有尊严的照护。

5.针对临终老年人的家属，照护者应该提前评估家属的健康状况，告知家属老年人已临近死亡，让家属心理上有准备；照护者帮助家属获取社会支持，如亲朋好友的陪伴和安慰，给予恰当的支持和辅导，帮助他们度过悲伤期。

导引案例分析

1.案例中的李大爷没有适应退休后工作、生活、社会身份上的变化，感到无所适从，存在失落感。目前他对自己的健康状态过分担心，出现了疑病症、焦虑、抑郁等心理问题，加重了身心的不适感，对健康非常不利。

2.可以从社会、家庭、个人三个层面加强李大爷心理健康的维护：政府、社区、医疗单位均应重视老年人的身心健康；家人应该多沟通多理解，为老年人提供温馨的晚年生活环境；李大爷应该不断调节自己的心理应对机制，增强维护心理健康的能力。

第八章

养老照护志愿服务
——康乐活动照护

现今中国已完全进入老龄化社会，广大老年人由于缺乏子女陪伴、身体机能衰退等原因常感到孤独寂寞，对身心健康造成极其不利的影响。康乐活动照护目的是通过参加适宜的活动丰富晚年业余生活，提高老年人生活质量，同时促进家庭和睦、社会和谐。康乐活动照护对专业技能要求相对较低，是目前养老照护志愿服务中覆盖面较为广泛的服务类型，但康乐活动照护仍然存在各地照护水平不一、缺乏有效组织管理等问题[1]，尚需向大众普及康乐活动照护对老年人的重要性以及康乐活动照护的重点。

①陈文斯.浅析老年人康乐活动现状存在的问题及对策[J].文化创新比较研究,2018,2(15):132-133.

陈奶奶现65岁，已退休，独居在家。陈奶奶认为小区十几位老年人的日常活动类型单一，老年人生活单调、性格悲观，所以决定带领小区老年人一起跳广场舞、打麻将。在陈奶奶的带领下，小区老年人的集体活动变得频繁且多样，一段时间后，陈奶奶发现小区氛围得到改善，老年人更加乐观开朗，陈奶奶为此感到很自豪。

请问：

1.陈奶奶带领老年人开展的活动，按照老年人康乐活动功能分类，属于什么类型？

2.陈奶奶应该如何了解活动的效果？

第一节　康乐活动概述

※

一、康乐活动的概念

康乐活动是指针对老年人的生理和心理特点，在老年工作者、老年志愿服务人员等的协助下，通过语言交流、肢体接触、志愿服务等形式，有目的、有计划开展的各类活动。康乐活动以满足老年人的生理、心理需求，促进身心健康，提升老年人的生存质量为目的，主要包括老年人手工活动、老年人文体娱乐活动等。[1]

二、康乐活动的意义[2]

（一）增强体质，促进身体健康

康乐活动虽种类众多，运动量也大相径庭，但每种活动都能对老年人的身体产生或多或少的影响。唱歌等活动量较小的康乐活动能使老年人心情愉悦，在活动过程中积极调动身体各部分的反应，长期坚持则能刺激大脑细胞活性，增强记忆力，预防阿尔兹海默症，还能提高老年人身体灵活性。而参加慢跑等运动量较大的康乐活动，老年人可以感到身体舒畅，长期坚持则能强健体魄，降低高血脂、高血压等常见老年慢性疾病的风险。此外，长期坚持亦能延缓骨骼、肌肉衰退，预防骨质疏松等问题。

（二）保持良好情绪，增强心理健康

康乐活动能丰富老年人的晚年业余生活，使老年人"老有所为"，减少老年人空虚的时间。同时，老年人参加康乐活动可以展现自身天赋，培养自我爱好，得到精神上的愉悦感与满足感。两者最终都能疏通老年人的郁结心境，使老年人乐观开朗，以良好的心情经营每一天，促进心理的健康发展。

（三）发掘老年价值，促进社会发展

有人认为老年人增加了社会经济负担，不利于社会发展。其实，老年人是社会的一笔宝贵财富，拥有丰富的社会阅历和经验。通过康乐活动以及日益完善的社会养老体系，老年人得到重视，老年人的精神财富和社会经验被青年人传承和学习，促进社会发展。

（四）促进家庭团结，营造和谐社会

老年人退休后常无法立即适应空闲的晚年生活，常自卑、焦虑、孤僻、喜怒无常，若不加以改善，不仅影响家庭关系，更会影响社会氛围。

---

[1] 刘丹. 农村留守老人康乐活动小组工作介入实践 [D]. 吉林：长春工业大学，2016.
[2] 李现文，丁亚萍，陈明霞，等. 养老照护100问 [M]. 南京：东南大学出版社，2018.

在老龄化社会，康乐活动可以使老年人寻找到新的生活方式，扩大视野，不局限于家庭的琐碎小事，从而减少家庭矛盾的发生。同时，老年人积极向上的生活方式能给予青年一代极大的触动，使青年一代探索更为深刻的人生意义，形成良好的社会风气。

第二节 康乐活动的类型①

※

一、按康乐活动功能划分

（一）学习型活动

指老年人有组织地学习或自习，如参加老年大学或各类老年辅导班、阅读书籍等。

（二）社会工作型活动

指老年人自愿参加社会性义务活动，包括义务劳动、义务教育、义务医疗活动等，如义务植树、打扫公共卫生、学术团体活动、支教、义诊。

（三）大众媒介型活动

指通过书面、广播、电子类等传播媒介获取信息、了解社会动态，如阅读书刊杂志、听广播、看电视电影等。

（四）社会交流型活动

指老年人在户内或户外与人闲聊、交谈甚至交往的活动，如聊天、交往。

（五）交际体育

指有两人或两人以上共同参与的体育性质的活动，如体育健身活动、

① 中国就业培训技术指导中心组织.养老护理员（高级）– 国家职业资格培训教程 [M]. 北京：中国劳动社会保障出版社,2015:322–323.

游玩、广场舞等。

（六）娱乐型活动

指能使老年人感受到喜悦、放松，甚至受到一定启发的休闲类活动，如看歌剧、下棋、打扑克。

（七）创作型活动

指老年人利用空闲时间进行科学发明创造、理论创作与研究等活动，如写作、绘画、科研。

（八）消极休息型活动

指老年人以静为主的休息，主要包括玩、坐、卧，消极不是指心情消极，而是指与积极休息相比，方式单一，不能达到更好放松目的的活动，如独坐静卧、闭目养神等。

二、根据不同老年人群划分

（一）高龄老年人康乐活动

指针对75岁以上的体弱的老年人开展的活动。这类活动主要以言语交谈、文化创作、活动量较小的简单游戏等形式为主。

（二）中高龄老年人康乐活动

指针对65岁至75岁的没有肢体功能障碍，且具有基本活动能力的老年人开展的活动。这类活动与高龄老年人的活动相比活动量稍大，此外，活动范围更广，可以进行登山、旅游等较高强度的活动。

（三）低龄老年人康乐活动

指针对65岁以下的老年人而开展的活动。由于这类老年人的精力充沛、体力强盛，这类活动包括除一些体力要求很高的活动外的一般活动。

（四）病患老年人康乐活动

指针对因老年人自身生理特点而罹患某些疾病从而导致部分生理机能丧失的老年人（如脑血管意外导致的半身偏瘫）开展的活动。这类活动可以结合老年人的身体状况选择适宜的活动类型与活动量，使活动的开展能维持老年人现存的生理机能，并尽量恢复一些丧失的生理机能，如中风康复操、健肺操等。

第三节　康乐活动的开展

※

一、老年人康乐活动开展前的准备

（一）环境准备

1.环境整洁，场地宽阔安全，温湿度适宜，光线明亮。

2.室内环境要注意地面防滑，以防跌倒损伤；此外室内要经常开窗通风换气，保持空气清新。

3.室外环境要注意天气状况，避免在过冷过热、狂风、雨雪、雾霾等天气下活动；户外活动场地应注意远离危险地区，如路边、湖畔、建筑工地旁等，宜选择环境安全且空气新鲜的地方，如花园、清洁宽敞的绿化地区等。

（二）志愿者的准备

1.志愿者需全面了解参加活动老年人的身体状况、生活习惯、个人爱好、活动意愿等各方面内容。

2.志愿者应根据老年人全方面情况设计适宜的简单易学的活动项目，制定活动计划，力求活动形式多样、活动作用积极向上（见工具包8-1）。此外，志愿者可以通过选取鲜明新颖的活动主题、与老年人共同设计活动等方式，调动老年人参加活动的自主性与积极性。

3.志愿者根据活动计划准备所需物品，活动过程中遵循经济、环保、安全、循环利用的原则。

4.志愿者应事先征求老年人的意愿，在老年人获得受重视感和受尊敬感的同时，使老年人对活动产生浓厚的兴趣，积极参加活动。但对于个别老年人不愿意参加活动的情况，志愿者应尊重老年人的选择。[①]

5.志愿者以和蔼的态度边示范边讲解活动规则，要求声音清楚响亮、语速适中，确保每位老年人都听清楚并了解活动规则。

6.志愿者应合理安排时间，避开老年人的休息时间，避免扰乱老年人的作息规律，使老年人能有充足的休息，精神饱满地参加活动。

（三）老年人的准备

老年人的身体状况良好，允许参加活动，如高血压、糖尿病等疾病的恢复期、偏瘫病人的康复期等。

老年人在知情的基础上自愿参加该活动，不可强求。

老年人活动前应有足够的休息，参加活动时着装整洁舒适，符合活动要求。

☞ **工具包8-1**

老年人康乐活动计划

xxxx年xx月xx日

活动名称：xx活动

老年人参与人数：xx人

活动目标：通过开展日常活动，缓解老年人消极情绪，改善生活方式，扩大社交范围，提高老年人生理、心理适应能力，最终促进老年人身心健康发展

活动场地：xx市xx养老院

活动用物：xx张桌子、xx张椅子等

准备工作：志愿者需布置活动场地，确保环境安全。此外，志愿者还需征求老年人活动意愿，对身体状况允许且同意参加活动的老年人解释活动内容与注意事项。

开始时间：xx月xx日xx时	结束时间：xx月xx日xx时
责任人：xx	工作人员：xx

---

① 徐晓玲. 高龄老人康乐活动中的技巧 [J]. 中国社会工作 ,2011(31):32–32.

二、老年人康乐活动开展中的注意事项

1.活动准备期间要充分考虑老年人的各方面情况，选择适合老年人的活动类型，确保活动的可行性。若开展小组康乐活动，应将文化水平相当、身体状况差别较小的老年人分为一个小组。

2.在活动过程中，志愿者应以耐心、细致、周到的工作态度面对每一位老年人，密切观察老年人的各项反应，及时给予鼓励和表扬。[①]如果老年人出现身体不适，应立即停止活动，查明原因，进行相应的处理；如果老年人出现疑问、不满等，应及时了解情况，帮助老年人解决问题。

3.活动过程中须确保参与人员的安全，避免发生意外伤害。活动的开展应取得相关人员的支持，针对活动过程中可能出现的意外伤害应事先做好准备，确保活动的安全性。[②]

4.活动结束后，志愿者应采集老年人对活动开展的意见与建议并进行客观记录。此外，志愿者应详细记录本次活动项目老年人参与人数、开始与结束时间、活动的预期效果与实际效果等各项内容，以便后期查阅、活动项目间的对比及活动计划的改进等。

5.老年人参与活动要持之以恒，活动量要适度。开始时活动量要稍小些，随着活动次数增加逐渐增大活动量，任何阶段的活动量都要与现阶段老年人的身体状况相适应。

---

① 周日溪.如何在长者康乐小组中融入社会工作元素 [J].中国社会工作,2018(15):52.
② 朱佩.认知障碍老人康乐活动的策划与组织 [J].现代职业教育,2019(1):60-61.

实例分享8-1

某社区老年活动中心组织跳广场舞的注意事项

1.养老照护志愿者需提前招募领舞者，并对其进行培训。志愿者可利用海报、公共群聊等形式开展事先宣传，宣传内容包括活动内容、领舞者的要求、时间、场地等。

"xx社区老年活动中心拟定于xx月xx日起，每晚xx点至xx点于xx广场开展跳广场舞活动，现需招募领舞人员5名，要求身体状况良好，无活动禁忌症。具有舞蹈功底的人员优先，后期会组织专业培训。欢迎大家拨打下方电话，踊跃报名！"

报名方式：线上报名　联系方式：xxxxxxxxxxx　联系人：xx女士

2.志愿者需提前准备音响，并获得xx广场的场地使用申请。

3.志愿者需做好人员分工安排，包括场地管理者、领舞者及机动人员等。

4.志愿者需调整活动的时间、音响的响度等，确保不影响附近居住人群。若附近居民有意见，需及时进行协调，避免事情严重化。

5.志愿者在活动过程中可定期搜集参与者意见，及时调整活动方案，吸引人群，确保活动顺利进行。

三、老年人康乐活动的评价

在老年人康乐活动准备、开展以及结尾的全过程中搜集可用于评价的材料，在阶段性活动结束后根据材料对老年人活动准备、活动实施情况以及康乐活动开展的意义等方面进行系统、客观、准确的评价，为后续活动提供指导。

（一）评价方式

评价方法主要包括量化评价与质化评价，两者虽理论不同，但并非对立存在，而是从不同的方面对事物进行评价。在评价过程中，量化评价和质化评价都是必不可少的，宜将两者结合使用，取长补短，互相补充，弥补对方的缺点。

其中，康乐活动开展的评价方式主要包括量化评价中的问卷法，以及质化评价中的观察法和访谈法。

1. 问卷法

通过设计调查问卷，将评价内容转换为可以直接测量的指标，再邀请参与活动的老年人及工作人员填写调查问卷，最后对问卷内容进行总结、分析，获得结果（见工具包8-2）。[①]

2. 观察法

指评价者通过感官以及工具，观察老年人康乐活动的准备、实施、结尾环节，了解活动情况，尤其是老年人活动过程中的状况，获得评价结果。

3. 访谈法

通过事先准备好访谈框架，和参与活动的老年人及志愿者交谈，用文字记录信息，访谈结束后再对信息进行整理，从而获得结果。

（二）评价原则

1. 整体性原则

指对康乐活动进行评价的过程中要将评价对象看作整体，对于康乐活动的信息收集要全面，既有活动参与者的评价也有活动组织者的评价。

2. 客观性原则

指对评价对象的评价必须实事求是，从客观实际出发，做出客观、准确的评价结果，不能主观臆断或掺杂个人情感。

3. 动态性原则

指针对康乐活动的评价不是静止的，而是一个动态的过程，评价中要用发展、变化的态度看待评价对象，阶段性地进行定期评价才能获得更加准确的评价结果。

（三）评价内容[②]

1. 针对计划落实情况

从制定活动计划时开始搜集信息，直至活动结束。合理运用资料对活

[①] 周玲玲.住院老人康复过程中的社工介入——基于A院老年科的实证研究[D].江苏:南京师范大学,2018.

[②] 陈雪萍,姚蕴伍,杜丽萍.养老机构老年护理服务规范和评价标准[M].杭州:浙江大学出版社,2011:76.

动情况进行总结，对活动实施的流程进行评价，包括活动是否按照计划进行，老年人是否全数参加，参加该活动的老年人对该活动的评价如何，是否有中途退出活动的老年人，在活动实施过程中有什么问题和困难等。

2. 针对活动效果

在活动开始前对老年人的现状（包括身体状况、心理状况、生活自理能力等）进行测量、调查，在活动后对老年人的状况进行阶段性再次测量，评价参加康乐活动、参加多次康乐活动对老年人的影响，尤其针对活动前期设定的预期作用进行重点观察测量。

3. 针对不足之处

活动后通过回顾性比较及横向比较找出活动过程中的不足之处，包括活动准备环节、活动实施环节、活动评价环节，对这些不足之处进行客观评价分析，找出根本原因以及解决措施，作为日后再次开展活动的参考材料，让每一次活动开展都有进步和发展。

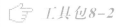 工具包8-2

老年人康乐活动满意度调查表

调查项目	满意	较满意	一般	不满意
您对本次活动主题满意吗？				
您对本次活动的时间安排满意吗？				
您对本次活动的氛围满意吗？				
您对本次活动对您产生的效果满意吗？				
您对志愿者的服务态度满意吗？				
您对志愿者的仪容仪表满意吗？				
您对志愿者的能力水平满意吗？				
您认为有什么不足之处可以改进？				

老年人康乐活动评价表

调查项目	很好	较好	一般	不好
您认为本次活动主题如何?				
您认为本次活动的内容如何?				
您认为老年人的活动参与度好吗?				
您认为老年人对本次活动态度如何?				
您认为本次活动对老年人的效果如何?				
您认为本次活动的持续性如何?				
您认为有什么不足之处可以改进?				

第四节　常见康乐活动介绍

※

一、老年人简单手工活动

（一）概述

手工活动是指老年人能够自己动手制作的所有手工项目。在康复护理中，手工活动是指根据老年人不同的功能障碍，针对性地选择一些手工项目对老年人进行训练，以缓解身体症状、改善肢体功能的一种康复方法。[①]

（二）目的

手工活动可以调节老年人的心情，排解不良情绪，促进人际间沟通交流，发展兴趣爱好，使老年人变得乐观积极，生活充满乐趣。

手工活动可以促进大脑活动，增强老年人的记忆，预防阿尔兹海默症，以保证老年人的安全水平以及独立生活的能力。

手工活动可以锻炼老年人的动手操作能力，提高意识思维与身体组织的协调性，尤其是精细手工，能够使老年人更好地控制自己的手指。

（三）分类

布艺编织类：编中国结、十字绣、做绢花、织毛衣、串珠子等。

艺术类：雕刻、插花、绘画、书法、剪纸等。

日常生活类：系鞋带、扣纽扣、夹弹珠、做手操等。

（四）范例

1. 夹弹珠

（1）准备材料：相同大小的玻璃弹珠若干，容器若干对（一大一小），筷子若干双。

（2）活动方法：志愿者在每一位老年人面前放一个装有相同数目玻璃弹珠的较大容器和一个较小的容器，给每一位老年人一双筷子。计时开始后，老年人将较大容器中的玻璃弹珠尽可能多地夹到小容器内，以规定时间内夹入小容器中的玻璃弹珠数目记成绩，玻璃弹珠数量多者获胜。

（3）活动效果：夹弹珠比较适合手部有一定活动能力的老年人，该活动需要手眼协调配合，可以增加小脑的紧张性以及手指的灵活性。

2. 撒纸片作画

（1）准备材料：剪碎的彩纸片、白纸、胶水、蜡笔。

（2）活动方法：活动前，志愿者询问老年人的兴趣，事先用蜡笔在白纸上描出图案，可以为动物、植物、建筑物、人物等等，要求构图简单、富有童趣。活动开始后，老年人可以选择志愿者已准备好的勾勒有图案的白纸开展活动，也可以自行作画。老年人先在白纸上需要着色的部位涂上胶水，然后根据自己的想法选择不同颜色的彩纸片为图案着色。当所有老人完成后可酌情进行评选。

（3）活动效果：该活动可以锻炼老年人的手指灵活性，增强老年人对色彩的感知，培养美感，愉悦心情。

3. 串珠子

（1）准备材料：有孔的珠子若干、剪刀、串珠针、镊子、鱼线若干。

（2）活动方法：活动开始前，志愿者先自行学习串珠教程，并根据老年人情况将串珠教程简单化。活动开始后，志愿者简单明了地将串珠教程分解教授给老年人，确保老年人听懂并学会，教学可选择边示范边讲解的方式，促进老年人理解并记忆。然后，将活动材料分给老年人，志愿者在旁指导。由于串珠过程较为枯燥，难易程度不同，所需时间也不同，志愿者应注意时间安排，避免老年人用眼过度引起不适。

（3）活动效果：该活动可以锻炼老年人手指的精细工作能力，放松身心，获得成就感，还能做出成品进行装饰。

二、老年人常见娱乐活动

（一）概述

老年人娱乐活动是老年人日常生活中至关重要的一部分，老年人通过参与娱乐活动使晚年生活更愉快充实。同时，养老机构通过提供老年人娱乐活动所需的场地及设备，提高老年人娱乐活动质量，使老年人的娱乐与康复并行。

（二）目的

娱乐活动可以满足老年人的精神需求。老年人通过积极参加娱乐活动，满足自身精神需求，消磨老年过量的空闲时间，避免消极情绪的产生，同时可以发现新的兴趣爱好，实现自我价值。

娱乐活动可以促进老年人身心健康。老年人的娱乐活动形式多样，趣味性强，维持老年人的良好心态。良好的心理状态可以使老年人食欲旺盛、精力充沛，从而维持生理健康，达到身心共同健康。

娱乐活动可以增进老年人间的沟通交往。丰富的娱乐活动使老年人的社交范围扩大，良好的精神面貌促进老年人相互间的感情交流，形成良好的人际关系。

娱乐活动可以提高老年人生活质量。针对机体功能障碍的老年人，在娱乐活动中可以介入康复训练，提高老年人的生活自理能力和生活质量。针对身体健康的老年人，娱乐活动可以维持心情愉悦，增进身心健康，从而提高生活质量。

（三）分类

棋牌类：打扑克牌、玩麻将、下棋（象棋、围棋、五子棋等）等。

知识类：阅读书刊、参加健康讲座等。

艺术类：唱卡拉OK、跳舞等。

休闲类：钓鱼、旅游、摄影等。

（四）范例

1. 参加健康讲座

（1）活动方法：志愿者在活动前期准备好讲座场地，对可能发生的意外事件做好相应的安全措施，以防老年人意外伤害。志愿者需了解老年人的需求，并根据老年人的需求聘请相关专家，告知老年人现存的问题、现状以及需求，商讨健康讲座的主题，比如关于老年人用药安全的讲座、老年人饮食健康的讲座、老年人常见意外伤害的处理方法等。健康讲座确定后，诚恳地邀请老年人及其家属前来参加讲座，并告知健康讲座的主题、内容、时间、地点、主讲人等信息，宣传健康讲座，调动老年人的积极性。

（2）活动效果：增强老年人的健康保健意识，增加老年人及其家属的健康知识，改变原有的错误观念，增进健康，促进家庭和睦。

2. 听音乐，传布球

（1）准备材料：MP3、音响设备、花布球。

（2）活动方法：志愿者安排老年人围坐成一圈，保证各老年人之间的距离适中，并向老年人讲解游戏规则，确保老年人理解。选择老年人喜欢的音乐进行播放，并选出一位老年人背对其他人负责控制音乐的播放与暂停。游戏开始后，老年人随着音乐节奏传递花布球，当音乐停止时，手中拿有花布球的老年人就要表演一个节目，并接替控制音乐的任务，游戏按此循环。

（3）活动效果：该活动可以提高老年人的反应力、听力以及肢体协调性，还可以放松心情，释放压力，在游戏中扩大社交范围，改善人际关系。

3. 多米诺活动

多米诺是指将长方形的多米诺骨牌按一定间距排列，如果排列成功，轻轻碰倒第一张骨牌，则其余骨牌产生连锁反应，会依次倒下。

（1）准备材料：空旷的场地、多米诺骨牌若干。

（2）活动方法：志愿者向老年人讲解活动规则并示范，协助老年人分组，给予每组适当的多米诺骨牌，让老年人自由发挥，在规定时间内排列多米诺骨牌。活动过程中志愿者还要注意保护老年人的安全并答疑解惑。规定时间结束后，各组选出一位老年人推倒第一张骨牌，检验各组所排列的多米诺骨牌是否依次倒下。

（3）活动效果：该活动能够调动老年人的思维，增强大脑的兴奋性。该活动需要老年人之间密切配合，培养了老年人的团结意识，还可以与他人建立友谊。此外，该活动过程中需要手眼协调配合，锻炼了手指的灵活性。

4.阅读书刊

（1）准备材料：阅读材料，如书、报纸、杂志等。

（2）活动方法：志愿者事先根据老年人的兴趣爱好及需求选择合适的阅读材料，提供适合阅读的安静环境。若老年人不能自行阅读但有阅读需求，在条件许可的情况下，可由志愿者为其朗读，酌情配合肢体、表情动作。在老年人阅读书刊过程中，志愿者要注意观察，若老年人出现不适，需尽早发现并及时处理。此外，志愿者还需合理安排时间，避免让老年人长时间阅读，中途可以搀扶老年人进行户外散步，放松眼睛，保护视力。

（3）活动效果：该活动可以增加老年人与外界的联系，帮助老年人与时俱进。此外，老年人阅读书刊可以收获知识，使心情平静。

三、老年人常见体育活动

（一）概述

老年体育是指老年人参加符合老年人身体特点的以增进健康、延缓衰老、预防老年性疾病、丰富老年生活为目的的身体锻炼性质的活动。

（二）目的

体育活动可以改变老年人原有的不良生活方式，建立起新的健康科学的生活方式，改变老年人的精神面貌，促进社会良好风气的形成。

体育活动可以促进老年人身体健康。适当的体育活动可以增加肺活量，促进血液循环，增加食欲，延缓骨质疏松，从而维持老年人健康的身体状况。

体育活动可以扩大社会交往范围，增加社交频率，改善老年人的情绪，减少负面情绪的产生，消除心理孤独感，形成积极乐观的生活态度。

（三）老年人体育活动的原则①

1. 根据季节合理安排体育活动时间

（1）春秋清晨气温低，室内外温差大，老年人体质弱，身体骤然受冷，同时春秋正是流感高发之际，老年人容易伤风感冒，也可使哮喘病、慢性支气管炎等病情加重，故老年人应在太阳初升后外出锻炼为宜。

（2）冬季清晨大雾，空气中的污染物易附着于雾气中的水滴飘浮于低空；同时，冬季绿色植被较少，大气中的污染物较其他季节较多，洁净程度较差，污染物随呼吸道进入人体的概率增加，易引起呼吸系统疾病，故老年人应在空气清新、大雾消散后外出锻炼为宜。

（3）夏季锻炼时要避免在炎热的时间段进行锻炼，同时室外锻炼时要戴遮阳帽，减少阳光直射。夏季户外锻炼时间不宜过长，锻炼过程中要增加间歇次数，休息期间可以喝淡盐水等维持体内水盐平衡，防止中暑。

（4）有研究表明下午四点至六点是体育活动的最佳时间。在这段时间内，机体适应能力、协调能力以及各感官能力都较高，心率与血压相对较低，较适合于体育锻炼。此外，血栓易引起猝死，而傍晚锻炼可以使机体溶解血栓的能力增加。

2. 根据老年人的不同情况合理安排体育活动

（1）运动项目：老年人不能做过于激烈或持久的运动，宜选择舒缓的运动。老年人骨质逐渐疏松、脆弱且没有弹性，如果意外跌倒，易脱臼、骨折，严重者甚至会因颅内出血而死亡。此外，老年人的免疫力较年轻时有所下降，而激烈的运动容易引起肌肉组织出现轻微撕裂，机体免疫系统需消耗能量加以修补，导致抵抗外界病菌的免疫系统功能减弱，使患病风险增加。

（2）运动量：老年人体育活动运动量应根据年龄、性别、健康状况、工作性质等制定，一般而言，开始时运动量小，然后逐渐增加。老年人的身体状况在不同时期可能有阶段性不同，老年人应根据自己的身体素质、疾病情况等适当调整运动量。

（3）运动强度：体育活动的运动强度应以活动时稍微出汗、有点累

① 金霞, 宗疆, 张雷. 老年人照料护理手册 [M]. 北京：科学出版社, 2017:106–110.

但又不是很累，活动后感觉身体舒畅，食欲、睡眠情况逐渐改善为宜。每周至少参加三至五次体育活动，每次20到30分钟。活动前需进行五到十分钟的热身运动，运动后也需进行数分钟的整理运动，放松肌肉、关节、韧带，提高肢体灵活性，避免出现不适。

3. 体育活动应有计划、有步骤地进行，不能急于求成

偶尔进行运动的老年人在相同情况下比长期坚持运动的老年人吸入体内的氧气多，在活动过程中，随着呼吸频率加快，机体各种组织代谢也加快，容易打破机体正常新陈代谢，损伤机体。

4. 体育活动的注意事项

（1）剧烈运动后不宜立即停下来休息；不宜立即吃饭、大量饮水；不宜立即洗冷水澡；不宜立即使用空调。

（2）体育活动时注意呼吸方式，不宜用嘴呼吸，宜用鼻呼吸。因为空气经鼻吸入时，鼻腔内鼻毛及黏液会挡住大部分灰尘，同时调节空气的温度及湿度，使呼吸更舒适，减少对支气管及肺的刺激。

（3）体育活动应选择合适的运动鞋，要求运动鞋舒适透气，鞋底富有弹性、防滑。

（4）体育活动应根据个人兴趣爱好选择活动项目，不仅有利于坚持运动，还可提高锻炼效果。

（四）分类

球类运动：篮球、足球、羽毛球等。

保健类运动：太极拳、广播体操、散步、慢跑等。

休闲类运动：套圈、钓鱼、登山等。

（五）范例

1. 太极拳

（1）适宜人群：太极拳动作柔和、拳法较为简单，运动量可根据个人体质进行调整，能符合各种体质、不同年龄的老年人的身体状况，尤其适合于体弱者或患有高血压、冠心病等疾病的老年人。[①]

（2）活动效果：练太极拳需持之以恒，早晚各一次。长期坚持可以调

---

① 阎青春. 养老护理中级技能 [M]. 北京：华龄出版社,2013:188.

节大脑神经活动，提高机体协调性，达到颐养性情、养生保健的目的。

2. 散步

（1）活动准备：散步前准备一双富有弹性的运动鞋和透气吸汗的衣服，在温湿度适宜、空气清新的时间进行户外散步，散步时应选择远离车流的安全区域。

（2）活动方法：散步前进行5分钟的热身运动（拉拉筋，舒展肩膀和手脚等），走路时注意抬头挺胸，调整呼吸与步伐的频率，逐渐加大步伐、加快频率（至适宜的运动强度后保持即可），双手前后摆动。散步20到60分钟后放慢步伐，深呼吸同时配合伸展身体，直至呼吸、心跳恢复平静为止。

3. 慢跑

（1）适宜人群：慢跑是一种中等强度的有氧运动（以较慢或中等节奏跑完较长的距离），适合高血压病、冠心病、糖尿病、肥胖等的老年人。

（2）活动方法：初学者一开始运动量为每次10~15分钟，速度为30米每分钟左右，后期可逐渐增加至每次20~30分钟。慢跑时肌肉放松，呼吸深长而有节奏、宜用腹式深呼吸，步伐轻快，双臂自然摆动。

（3）活动效果：慢跑能增加心排血量，改善心脏功能，预防冠状动脉粥样硬化性心脏病的发生；增强肺活量，改善呼吸功能，有助于预防肺气肿等疾病；增加骨骼密度，预防骨质疏松。

4. 游泳

（1）准备材料：游泳衣裤、泳镜、耳塞、救生圈、鼻夹、泳帽。

（2）活动方法：志愿者提供安全干净的游泳场地，并配备专业急救人员。游泳前给老年人讲明注意事项，组织老年人在岸边做好准备活动，热身10~15分钟，活动全身肌肉及关节。老年人游泳过程中，志愿者需密切观察老年人反应，以防意外，掌握时间提醒老年人上岸做舒缓运动。

（3）活动效果：游泳可以放松压力，改善心血管系统，提高肺活量，健美体形，增强对温度的适应力等。

导引案例分析

1.陈奶奶带领老年人开展的活动，按照老年人康乐活动功能分类，属于娱乐型活动。打麻将与跳广场舞都是消遣的活动，通过与认识的或不认识的老年人一起参加，营造一种愉悦、竞争的氛围，主要目的在于娱乐自身与他人。

2.鉴于小区老年人文化水平参差不齐，且老年人彼此较为熟悉，应采取质化评价的方式，即陈奶奶通过感受、观察小区老年人的变化，并询问老年人及其子女对于该活动的感想，从而总结组织老年人康乐活动产生的一系列效果及影响。

第九章

养老照护志愿者风险管理

　　《2019年国民经济和社会发展统计公报》发布的数据显示，截至2019年底，60周岁及以上老年人口数为25388万人，占比18.1%。习近平总书记针对我国人口老龄化的形势和对策问题明确提出"社会参与"的要求。当前，与老龄化问题矛盾的是养老照护人员严重不足，社会志愿团体参与养老照护服务可以在一定程度上弥补养老照护人员不足的问题，具有重要的社会意义。随着养老照护志愿服务事业的蓬勃发展，志愿者在服务老年人的同时面临着生理、财产、精神伤害等方面的风险。近年来，在志愿活动中志愿者受到伤害进而发生纠纷的事件屡见不鲜，由于养老服务对象的特殊性、事件纠纷的突发性，使得养老照护志愿者的风险管理尤为重要。养老志愿服务管理者和参与者要学会识别和规避在养老志愿服务过程中出现的风险。

导引案例

小李是一名大三的医学生，性格开朗，为人热情，热心公益，参加了学校组织的养老照护志愿服务项目，她希望能够用自己学到的医学知识和技能帮助更多的老人，例如帮助社区的老年人测血压、测血糖，进行健康相关指导。今年暑假，她又参加了学校组织的养老照护项目，这次是上门帮助老年人进行血压和血糖的监测，在帮退休教师张大爷测量血压之后，张大爷表示希望添加小李为微信好友，方便咨询自己糖尿病的病情。小李觉得能够利用自己学到的医学知识帮助张大爷，便同意了。从那之后，小李每天都能收到张大爷发来的很多信息，大多都是无关健康咨询的信息，这严重影响了小李的学习和生活，她不知道该向谁求助，后来实在忍受不了，就把张大爷拉黑了。经过这件事情，小李的精神和心灵受到一定的影响，她再也没有继续参与养老照护志愿服务的热情。

请问：

1.小李在参与养老照护志愿服务时，遭遇到了什么风险？

2.在进行养老照护志愿服务时，如何有效规避这些风险？

第一节　养老照护志愿者风险管理

※

一、养老照护志愿者风险概述

　　志愿者是指自愿并且无偿为公共利益奉献自己的时间、精力和技能的人员；养老照护志愿者是指参与养老照护服务的志愿者。养老照护志愿者风险是指志愿者在志愿服务过程中，包括在公共场所或往返途中在人、财、物、信誉等方面可能遭受的损失以及可能给他人造成的损失，他人既包括接受志愿服务的对象如接受志愿服务的老年人，也包括与志愿服务不相关的第三人。总之，志愿者风险是指养老照护志愿服务过程中的不确定性，这种不确定性既可能针对志愿者本身，也有可能针对志愿者服务对象或者志愿服务组织。

二、养老照护志愿者风险类别

　　养老照护志愿者风险的类别可以按损害内容、风险源、具体实践，以及与风险的关系进行划分。①

---

① 冯婷婷. 青年志愿者风险与规避对策研究 [D]. 济南：济南大学, 2015.

（一）按损害内容划分

人身意外伤害风险、财产风险、健康风险、责任风险、信用风险、精神伤害风险。

（二）按风险源划分

自然灾害类、事故灾害类、公共卫生类、社会安全类、志愿者自身言行引起的冲突。

（三）按具体实践划分

精神损害、人身生命安全、职业中断、侵权风险。

（四）按与风险的关系划分

第一种是志愿者为侵权行为的受施者，包括志愿活动组织不当或过失造成的侵权、第三者对志愿者造成的侵权；第二种是志愿者为侵权行为的实施者，包括志愿者本人的过失或志愿者本人故意造成的侵权行为。

由此可知，关于志愿者风险的类别划分可以从不同的角度开展，养老照护志愿服务倡导"互相帮助、助人自助"的互助精神，是人与人之间的互助互动，在互动中建立人际关系。本书认为可以借鉴志愿者与风险的关系作为养老照护志愿者风险的分类，即养老照护志愿者为侵权行为的受施者和养老照护志愿者为侵权行为的实施者。

三、养老照护志愿者风险的影响因素[1]

（一）宏观层面

宏观层面的影响因素主要包括政策因素、社会因素、环境因素等。政策因素：老年群体、养老机构、养老行业、志愿者等方面的国家政策法规尚不健全，在一定程度上影响养老照护服务的开展。社会因素：在养老照护风险事件发生后，公众和媒体的舆论导向往往偏向于老年人及其家庭，在事故责任认定过程中形成一定的道德绑架和舆论压力，给养老照护志愿服务者带来一定的风险。环境因素：如自然灾害、社会动乱等不可控的因素，都可能给养老照护志愿服务带来风险。

---

① 周悦,崔炜.养老机构风险管理的路径探析——国内外比较的视角 [J]. 中共福建省委党校学报,2017(12):67–75.

（二）中观层面

中观层面的影响因素主要是养老照护组织管理方面。养老照护组织在组织的标准和要求、志愿者的职责和标准、监督机制等方面存在风险。组织的标准和要求：养老照护组织未对其申请的志愿服务活动进行审核、登记，未明确志愿服务项目或活动的目的、过程与控制，未明确问责主体。志愿者的标准和职责：组织内部未对参加养老照护服务的志愿者进行养老照护服务相关知识和技能的培训。监督机制：在养老照护过程中未安排专业人员参与，缺少过程监控。以上均是养老照护志愿者风险的影响因素。

（三）微观层面

微观层面的影响因素可以从志愿者因素、老年人因素、志愿组织管理人员因素等方面进行分析。

1. 志愿者因素

包括志愿者自身的专业素质，所具备的养老照护知识、技能和经验，人员结构，志愿者的流动性等方面。参与养老照护的志愿者在学历层次、知识背景、年龄结构、职业、学习能力、风险意识等方面存在较大的差异，部分养老照护志愿者未经过系统的老年照护知识和技能的培训，缺乏照护老年人的经验，在进行志愿服务时存在一定的隐患；养老照护组织内志愿者人员结构多样，有注册过的正式志愿服务者和未经注册的非正式志愿服务者，有长期志愿服务者和短期志愿服务者，志愿者的流动性大，且每个志愿者的服务形式不完全相同，使得养老照护志愿组织对志愿服务的过程控制和整体质量的把控存在困难。

2. 老年人因素

接受服务的老年人或者提供服务的老年志愿者的生理、心理和社会等方面存在风险。老年人随着机体功能的逐渐老化，记忆力、行动能力、思维能力、心理适应能力等下降，加上老年人多伴随各种慢性疾病，使得养老照护志愿者在照护过程中各种事故、意外、纠纷等不良事件高发。

3. 志愿组织管理人员因素

志愿组织管理人员在组织养老照护活动或日常管理中，可能由于能力和经验的不足，在执行过程中出现一定的偏差，使志愿者和志愿服务对象受到侵权。

四、养老照护志愿者风险带来的影响

（一）给志愿者自身带来的影响

养老照护志愿者在参加志愿活动中发生风险状况会对志愿者产生一定的影响。从发生风险近期较为直接的影响来看，养老志愿活动中的风险会给志愿者带来相应的人身意外伤害、财产损失、健康风险及精神伤害，而风险的处理滞后或被忽视，会进一步造成志愿者心理上的伤害。从长远来看，养老照护志愿者风险会影响志愿者以后参加养老照护服务的积极性，不利于养老照护志愿服务的开展。

（二）给志愿组织和志愿服务对象带来的影响

养老照护志愿者参加志愿活动时发生风险状况，志愿组织和志愿服务对象也不可避免地会受到影响。对于志愿组织而言，养老照护志愿活动中发生的风险状况会影响活动的进行和效果，甚至产生法律上的纠纷，在社会上造成不良影响。对志愿服务对象而言，志愿活动中的风险状况可能对服务对象的心理造成一定的伤害，其财产遭受一定的损失，甚至产生法律上的纠纷，给生活带来困扰。

第二节　养老照护志愿者风险规避策略

※

　　养老照护服务作为一种公益性、不追求经济回报，造福于他人或社会的活动，是维系社会和谐发展的纽带，也是社会文明的标志。但在志愿者无偿提供养老照护服务的同时，也要规避服务过程中的风险。本节主要从风险的评估、预警和处置三个方面介绍养老照护志愿者规避风险的策略。

一、风险评估的内容与方法

　　风险评估是对风险进行量化测评，包括风险来源、风险类型、风险发生的概率和风险强度，并为风险控制提供指导信息。在开展一项养老照护志愿活动之前，养老照护组织或团队及志愿者需进行风险识别。进行风险识别的方法有鱼骨图法、风险评估清单、失效模式和效应分析法等，应用这些方法评估活动过程中可能出现的风险因素。可以从志愿者、志愿组织、志愿服务对象等方面进行风险的评估。志愿者：参加养老志愿活动的志愿者是否具有专业的养老知识和技能、自身的素质如何、应对风险的能力如何、能否胜任养老照护服务等；志愿组织：志愿组织管理人员的组织和管理经验如何、是否对志愿活动进行审核登记、是否明确责任人、是否具备风险防范预案、是否具备科学完善的风险控制体系等；志愿服务对象：志愿服务对象的生理功能、心理功能、社会适应能力、家庭环境等。风险评估需要全方位评估风险的来源、类型、发生概率以及强度，借助数学模型、专家函询等方法获得所需数据和信息，采用适当的统计分析方法进行数据处理和分析，提高风险预测的准确度。

👉 **工具包9-1**

鱼骨图分析法

鱼骨图是由日本管理大师石川馨提出，是一种发现问题"根本原因"的方法，它的特点是简单直接、深入直观。"鱼头"部分表示问题或缺陷（即后果），在鱼骨上长出鱼刺，按照出现机会的多与少列出产生问题的可能原因，可以运用头脑风暴，找出关键问题的原因。这种方法有助于说明各原因之间如何相互影响，它也可以表现出各个可能的原因是如何随时间而依次出现的，有助于解决问题。

鱼骨图绘制过程：

1.填写鱼头（按为什么不好的方式描述，如组织不善），画出主骨；

2.画出大骨，画出大要因；

3.画出中骨、小骨，填写中、小要因；

4.用特殊符号标识重要因素。

5.绘图时，应保证大骨和主骨呈60°夹角，中骨与主骨平行。

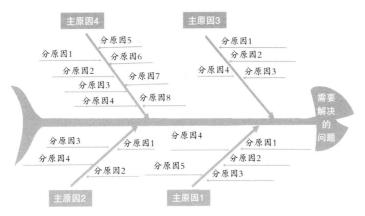

二、风险预警的内容与方法

风险评估的目的是对风险进行预警分析，这也是风险控制的重要环节。根据养老照护志愿者及团队评估的风险因素，采取各种措施和方法，减少或消除风险事件的发生，或者减少风险事件造成的损失。[①]预警分析是指在风险识别、风险评估的基础上进行风险控制，可以从制度、管理、监控等方面进行风险控制。宏观层面上，国家和地方政府出台有关养老照护志愿管理者及团队的政策法规及管理机制，建立社会参与途径和反馈渠道，提供基础保障和监管的规范；微观层面上，养老照护志愿组织或团队可以围绕养老照护志愿者的招募、培训、使用、评估、激励等工作，制定各种规章制度、规范服务流程，确保志愿服务的持续发展；项目运行和管理要有相应的规范流程，每一项志愿活动或项目要先审核、登记，明确责任主体和整个活动计划，让专业人员参与志愿服务活动中加强过程控制，制定预案和应对机制，掌握应急处理方法，及时处理不利现状，将风险降到最低。[②]

三、风险处置的方法

养老照护志愿者及团队在面对风险时要及时启动应急机制，在风险发生后对风险进行控制和解决，从养老照护志愿者及团队角度快速处置风险并依法追究责任，从调解机构角度受理调解仲裁并积极沟通协调，对于无法协商的风险事件，积极准备法律诉讼。

（一）快速处置风险，依法追究责任

在风险事件发生后，养老照护志愿者及团队应当围绕风险事件快速反应、有效处置，最大程度地理清责任、处置风险。养老照护志愿团队应该对照护过程中常见风险的处置措施进行标准化、流程化，建立科学、完善的应对处置流程，保证养老照护志愿者能够第一时间采取充分合理的处理措施；

① 时春红,李春艳,王媛,等.养老机构护理风险预警系统研究进展[J].湘南学院学报(医学版),2018,20(2):75-79.
② 陈雪萍,徐红岗.老年志愿服务手册[M].杭州:浙江大学出版社,2016:1-16.

养老照护志愿团队针对风险事件要明确责任主体，实行责任追究制。

（二）依托调解仲裁，积极协调沟通

在养老照护风险事件发生后，积极进行沟通和调解，可以依托专业、权威的调解机构、仲裁机构、咨询机构等，为养老照护团队和老年人及其家属提供交流通道和缓解平台，尽可能减少正面冲突。

（三）做好痕迹管理，降低风险损失

在养老照护志愿团队和老年人及家属无法通过协商解决时，应该做好痕迹管理，为法律诉讼和责任判定提供有力证据和充足准备，吸取同类案件的经验和教训，聘请专业律师进行辩护，尽可能将风险造成的损失降到最低。

养老照护风险处置流程

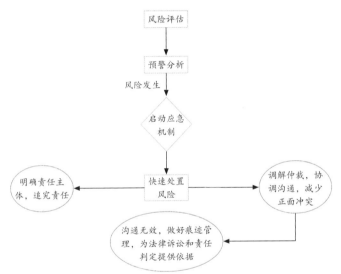

☞ *导引案例分析*

1.案例中的小李在参与养老志愿服务后，在日常生活中遭遇到服务对象张大爷干扰，严重影响了小李的生活和学习，造成了一定的精神和心理伤害，即精神伤害风险。

2.养老照护志愿者或团队在遇到风险状况时，应做好风险的评估和风险的预警，在面对风险时应及时启动应急机制，快速处置风险并依法追究责任，从调解机构角度受理调解仲裁并积极沟通协调，对于无法协商的风险事件，积极准备法律诉讼。

☞ 参考文献

[1]陈雪萍,徐红岗.老年志愿服务手册[M].杭州:浙江大学出版社,2016.

[2]陈雪萍,姚蕴伍,杜丽萍.养老机构老年护理服务规范和评价标准[M].杭州:浙江大学出版社,2011.

[3]邓玉华,李言涛."全人全责"居家照护服务指南[M].北京:科学技术文献出版社,2019.

[4]金霞,宗疆,张雷.老年人照料护理手册[M].北京:科学出版社,2017.

[5]李菲菲.居家养老之心理健康[M].北京:北京科学技术出版社,2016.

[6]李现文,丁亚萍,陈明霞,等.养老照护100问[M].南京:东南大学出版社,2018.

[7]李现文,许勤,管园园.介入与改变:社会非正式照护力量参与养老的理论与实证研究[M].南京:东南大学出版社,2019.

[8]李小寒,尚少梅.基础护理学.第5版[M].北京:人民卫生出版社,2012.

[9]励建安,江钟立.康复医学.第3版[M].北京:科学出版社,2016.

[10]林诚彦.救助管理机构社会工作服务与创新丛书:志愿服务与践行[M].广东:华南理工大学出版社,2014.

[11]罗峰.社会的力量:城市社区治理中的志愿组织[M].上海:上海人民出版社,2016.

[12]辛胜利.养老护理员.初级[M].北京:中国劳动社会保障出版社,2019.

[13]阎青春.养老护理中级技能[M].北京:华龄出版社,2013.

[14]尤黎明,吴瑛.内科护理学.第5版[M].北京:人民卫生出版社,2012.

[15]张建,范利.老年医学[M].北京:人民卫生出版社,2014.

[16]张勤.志愿者培育与可持续发展研究[M].北京:中国社会科学出版

社,2016.

[17]张伟新,王港,刘颂.老年心理学概论[M].南京:南京大学出版社,2015.

[18]张晓红,任炜,李凌.大型活动志愿服务组织与管理[M].北京:中国青年出版社,2014.

[19]中国就业培训技术指导中心组织.养老护理员(高级)——国家职业资格培训教程[M].北京:中国劳动社会保障出版社,2015.

[20]中国营养学会老年营养分会.中国老年人膳食指南,2010[M].山东:山东美术出版社,2010.

[21][美]查尔斯·H.扎斯特罗（Charles H. Zastrow）,卡伦·K.柯斯特-阿什曼（Karen K. Kirst-Ashman）著;师海玲,孙岳等译.人类行为与社会环境[M].北京:中国人民大学出版社, 2006.

[22][英]圣约翰救护机构,圣安德鲁斯急救协会,英国红十字会.DK急救手册.第2版[M].曾艺,朱玲玲 译.北京:旅游教育出版社,2020.

[23]陈红丽,管园园,丁晓彤,等.社会志愿团体参与养老照护服务评价指标体系的构建[J].中国卫生事业管理,2019,36(5).

[24]陈红丽,管园园,聂城,等.社会志愿团体开展养老照护的志愿者投入和价值评价[J].中华护理教育,2019,16(3).

[25]陈文斯.浅析老年人康乐活动现状存在的问题及对策[J].文化创新比较研究,2018,2(15).

[26]陈新国,周长甫,刘杨,等.老年焦虑症及其临床干预措施探究[J].心理技术与应用, 2014(5).

[27]陈玉兰,吴忧,林思勤.成都市中老年人社会支持与养老方式选择调查[J].医学与社会,2016,29(1).

[28]陈长香,张皓妍,张敏,等.高龄老人生活态度对孤独情绪的影响[J].中国老年学杂志,2019,39(03).

[29]戴付敏,张希,万琪琳,等.高年资护士从事老年长期照护服务的意愿及影响因素[J].中国全科医学,2014(24).

[30]邓虹,冯晓薇,黄晓云.不同养老模式对老年人心理健康影响的调查研究[J].岭南急诊医学杂志,2011,16(6).

[31]丁百仁,王毅杰.由身至心:中国老年人的失能状态与幸福感[J].人口与发展,2017(5).

[32]方琪,周世虹.我国人口老龄化问题及其对策分析[J].锦州医科大学学报（社会科学版）,2017,15(4).

[33]古桔银,周璇,李洁媚,等.广州市空巢老年人心理健康状况及其影响因素[J].广东医学,2015,36(21).

[34]管园园,陈红丽,李现文,等.社会志愿团体参与医养结合照护的基本理念、核心问题及对策[J].医学与社会,2019,32(2).

[35]郭燕青,郑晓,潘晓洁,等.空巢老人心理健康状况及影响因素[J].中国老年学杂志,2017,37(4).

[36]韩琳.养老志愿服务发展组织化进程[J].中国老年学杂志,2017,37(4).

[37]韩燚,韩向明.老年人心理健康标准探讨[A].中国老年学学会.第八届亚洲大洋洲地区老年学和老年医学大会中文论坛讲演暨优秀论文摘要集[C].北京:中国老年学学会,2007:1.

[38]郝金磊,尹萌.团队冲突、团队沟通与团队绩效关系的实证研究[J].西安财经学院学报,2018(6).

[39]何筱衍,李春波,钱洁,等.广泛性焦虑量表在综合性医院的信度和效度研究[J].上海精神医学,2010,22(4).

[40]姜春力.我国人口老龄化现状分析与"十三五"时期应对战略与措施[J].全球化,2016(8).

[41]姜荣荣,徐桂华,李洁,等.我国老年人养老需求现状[J].中华现代护理杂志,2012,18(33).

[42]刘慧玲,田奇恒.社区活动开展视域下老年人心理健康水平提升路径[J].中国老年学杂志,2019,39(14).

[43]刘力生.《中国高血压防治指南》2010年修订版要点解读[J].临床荟萃,2011(23).

[44]陆海燕.国外关于志愿者激励的研究及其启示[J].武汉理工大学学报：社会科学版,2014(3).

[45]罗盛,罗莉,张锦,等.中国老年人群心理健康影响因素的Meta分析[J].中国老年学杂志,2017,37(24).

[46]罗晓燕.新时代背景下的养老照护文化[J].中国社会工作,2018(14).

[47]骆毅,陈彦凤.团队沟通、信任与冲突关系的实证研究[J].科技和产业,2015(12).

[48]吕林,杨建辉,吕牧轩.不同养老模式对老年人心理健康状况影响调查分析[J].中国老年学杂志,2011,31(17).

[49]米拉依,唐莉,胡莹.不同养老模式下老年人心理健康状况的比较[J].成都医学院学报,2016,11(5).

[50]潘静宜,黄晓洁,管娅琦,等.浙江省养老机构老年人孤独状况与社会网络的关系研究[J].护理与康复,2018(8).

[51]彭磊.家庭医生制服务工作模式下的老年轻度焦虑症心理干预研究[J].现代诊断与治疗,2018,29(17).

[52]任美玲,刘早玲,师茂林,等.新疆石河子垦区老年人孤独感水平及影响因素[J].职业与健康,2018,34(22).

[53]时春红,李春艳,王媛,等.养老机构护理风险预警系统研究进展[J].湘南学院学报（医学版）,2018,20(2).

[54]史信.《中国居民膳食指南（2016）》发布[J].中国妇幼健康研究,2016,27(5).

[55]孙聘依,王萍.团队内部人际关系与团队冲突：影响、模型与策略[J].经营与管理,2017(10).

[56]唐丹,王大华.社区老年人焦虑水平及影响因素[J].心理与行为研究,2014,12(1).

[57]田思源.我国志愿服务立法的现状及构想[J].法学,2008(5).

[58]万涛,赵源.团队领导在冲突及冲突管理中的作用研究[J].科技管理研究,2012(21).

[59]王泠.2014版国际《压疮预防和治疗:临床实践指南》解读[J].中国护理管理,2016,16(05).

[60]王烨.老年人吸入性肺炎[J].医学新知杂志.2011,21(6).

[61]西英俊,姚怡明,姜长青,等.居民心理健康量表的编制及信效度检验[J].中国心理卫生杂志,2019,33(6).

[62]邢颖,丁亚萍,聂城,等.BOPPPS教学模式在养老照护师资培训中的应用效果[J].广西医学,2019(14).

[63]徐风光.老年人烫伤的原因分析及治疗对策[J].中外医学研究,2011,09(5).

[64]徐洪莲,郝建玲.2014版压疮预防和治疗临床实践指南的更新及解读

[J].上海护理,2018,18(06).

[65]徐晓玲.高龄老人康乐活动中的技巧[J].中国社会工作,2011(31).

[66]徐晓玲.志愿者参与养老服务路径研究[J].社会福利（理论版）,2016(10).

[67]许峰.老年人心理健康的标准[J].中华养生保健,2014(6).

[68]袁文全,王文娟.志愿服务行为的法律关系与法律责任解构[J].西南大学学报(社会科学版),2011,37(4).

[69]张晓曼,鱼莉军,顾静,等.养老机构生活自理老年人负性情绪的质性研究[J].护理学杂志,2018,33(21).

[70]张燕红,志愿精神与非营利组织志愿者激励方式探析[J].重庆科技学院学报（社会科学版）,2009(10).

[71]赵旭旦,林梅.浅谈老年人心理健康的维护与促进[J].科技资讯,2010(11).

[72]郑小萍.老年人抑郁症的护理[J].中国冶金工业医学杂志,2011,28(4).

[73]中华人民共和国卫生部.老年人跌倒干预技术指南[J].中国实用乡村医生杂志,2012,19(8).

[74]周日溪.如何在长者康乐小组中融入社会工作元素[J].中国社会工作,2018(15).

[75]周悦,崔炜.养老机构风险管理的路径探析:国内外比较的视角[J].中共福建省委党校学报,2017(12).

[76]朱杰骅,万涛.团队冲突形态及其冲突管理功能论研究[J].当代经济,2018(18).

[77]朱佩.认知障碍老人康乐活动的策划与组织[J].现代职业教育,2019(1).

[78]祝成祥.社会老龄化与老年人心理健康[J].临床心身疾病杂志,2006(6).

[79]祝延峰,崔娜.烧烫伤的现场急救要点探析[J].按摩与康复医学,2012,03(5).

[80]董超.生物反馈技术对抑郁发作亚临床状态的干预研究[D].四川:成都中医药大学,2012.

[81]冯婷婷.青年志愿者风险与规避对策研究[D].济南:济南大学,2015.

[82]黎芝.UCLA孤独感量表中文简化版(ULS-8)的考评及应用研究[D].湖南:中南大学, 2012.

[83]李凤.大学生公益团队的建设与管理研究:以EJR公益团队为例[D].南京:南京师范大学,2013.

[84]李学龙.农村中老年人生理健康与心理健康状况调查及影响因素分析[D].青岛:青岛大学,2010.

[85]刘丹.农村留守老人康乐活动小组工作介入实践[D].吉林:长春工业大学,2016.

[86]周玲玲.住院老人康复过程中的社工介入:基于A院老年科的实证研究[D].江苏:南京师范大学,2018.

[87]李现文,邢颖,管园园.养老照护志愿服务模式与体系建设初探[N].中国人口报,2019-07-18(003).

[88]Barron C R, Foxall M J, Dollen K V, et al. Marital status, social support, and loneliness in visually impaired elderly people[J]. Journal of Advanced Nursing, 2010, 19(2).

[89]Okun M A, Olding R W, Cohn C M. A meta-analysis of subjective well-being interventions among elders[J]. Psychological Bulletin, 1990, 108(2).

[90]Zhai Y, Yi H, Shen W, et al. Association of empty nest with depressive symptom in a Chinese elderly population: A cross-sectional study[J]. Journal of Affective Disorders, 2015, 187.

后 记

※

随着社会的发展，养老问题得到越来越多的关注，但是专业养老人力资源短缺，无法满足现阶段我国的养老需求。在此背景下，经过专门培训的社会志愿组织参与养老照护应运而生。自2017年以来，南京医科大学护理学院依托中国南丁格尔志愿护理服务总队南京医科大学护理学院分队，积极组织师生发挥专业优势，参与养老志愿活动。每当看到老人们眉欢眼笑的画面，我们不仅感受到了愉快，也感受到了志愿服务的价值。但是我们也看到，仅靠一支队伍的力量太过薄弱，如何系统、安全、高质量地组织志愿组织参与养老照护就显得尤为重要，这也是我们编写此书的初衷。

本书是在充分进行出版物前期调研的基础上，在各位编者的共同努力下完成编写。在编写过程中，编者们将理论和实际相结合，以生动的案例进行剖析，帮助读者理解掌握理论知识。本书编写团队的单位及章节编写安排分别是：主编李现文（南京医科大学护理学院，第二、三章），主编管园园（南京医科大学护理学院，第二章），副主编台红蕊（南京医科大学护理学院，第一、四章），副主编陈喆（南京医科大学附属老年医院、江苏省省级机关医院，第六章），副主编丁晓彤（南京医科大学护理学院，第七、九章），编者周蓉（南京医科大学护理学院，第五章），编者陈珮（南京医科大学护理学院，

第三章），编者张瑜（南京医科大学护理学院，第六章），编者黄雯（南京医科大学护理学院，第八章），编者赵紫昕（南京医科大学护理学院，第八章），感谢编写人员在编写过程中和编写研讨会上提出的宝贵意见和建议。

希望未来越来越多的志愿者参与养老照护志愿服务活动，为老年人提供高质量的舒心服务，体现志愿者自身价值，也愿所有老年朋友们身体康健，衣食皆安！

本书编写组